全民健康科普系列

天天博士讲风湿
常见风湿免疫病

主审 栗占国 孙尔维

主编 何懿

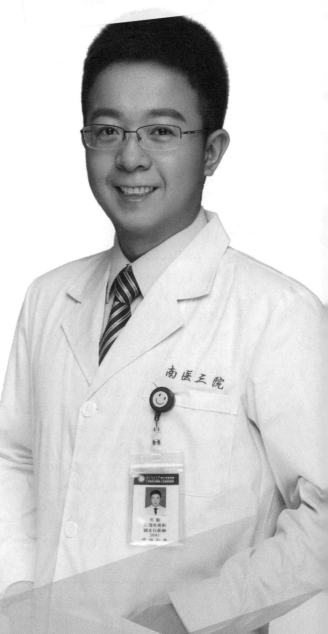

 中山大学出版社
SUN YAT-SEN UNIVERSITY PRESS

·广州·

图书在版编目（CIP）数据

天天博士讲风湿：常见风湿免疫病/何懿主编. —广州：中山大学出版社，2022.9

ISBN 978 - 7 - 306 - 07530 - 7

Ⅰ. ①天…　Ⅱ. ①何…　Ⅲ. ①风湿性疾病—免疫性疾病—基本知识　Ⅳ. ①R593. 21

中国版本图书馆 CIP 数据核字（2022）第 076550 号

出 版 人：王天琪
策划编辑：李　文
责任编辑：梁嘉璐
封面设计：林绵华
责任校对：谢贞静
责任技编：靳晓虹
出版发行：中山大学出版社
电　　话：编辑部 020 - 84110776，84113349，84111997，84110779，84110283
　　　　　发行部 020 - 84111998，84111981，84111160
地　　址：广州市新港西路 135 号
邮　　编：510275　传　真：020 - 84036565
网　　址：http：//www. zsup. com. cn　E-mail：zdcbs@ mail. sysu. edu. cn
印 刷 者：佛山市浩文彩色印刷有限公司
规　　格：787mm×1092mm　1/16　10 印张　180 千字
版次印次：2022 年 9 月第 1 版　2022 年 10 月第 2 次印刷
定　　价：38. 00 元

致　谢

感谢广州市科技计划项目（201806020078）对本书的资助！

本书编委会

主审：栗占国（北京大学人民医院）

孙尔维（南方医科大学第三附属医院）

主编：何 懿（南方医科大学第三附属医院）

参编人员（按姓氏拼音字母排序）：

陈永红（南方医科大学第三附属医院 风湿科）

崔海燕（南方医科大学第三附属医院 呼吸科）

韩姣婵（南方医科大学第三附属医院 风湿科）

何 懿（南方医科大学第三附属医院 风湿科）

黄 敬（南方医科大学第三附属医院 检验科）

黄学婵（广东省第二人民医院 风湿科）

劳小斌（南方医科大学第三附属医院 免疫实验室）

李 捷（南方医科大学第三附属医院 神经内科）

李业豪（南方医科大学第三附属医院 风湿科）

梁健亨（南方医科大学第三附属医院 风湿科）

林 柏（雷州市人民医院 泌尿外科）

罗贵湖（南方医科大学顺德医院 风湿科）

罗晓青（南方医科大学第三附属医院 风湿科）

孙巧巧（广东省医师协会）

谭礼平（南方医科大学第三附属医院 检验科）

王 亮（南方医科大学第三附属医院 脊柱外科）

王先宝（南方医科大学珠江医院 心内科）

吴舒帆（南方医科大学第三附属医院 风湿科）

杨　斌（南方医科大学顺德人民医院 风湿科）

杨方圆（南方医科大学第三附属医院 风湿科）

翟泽清（南方医科大学第三附属医院 风湿科）

张荣凯（南方医科大学第三附属医院 关节外科）

张亚楠（广州市妇女儿童医院 风湿科）

庄　坚（南方医科大学第三附属医院 风湿科）

庄丽丽（广州药科大学第一附属医院 风湿科）

插图设计：钟远波、杨帆、李春婷、张超（成都大学钟远波工作室）

主审简介

栗占国 主任医师、教授、博士研究生导师，北京大学人民医院临床免疫中心/风湿免疫科主任、风湿免疫研究所所长，北京大学临床免疫中心主任，北京大学医学部风湿免疫学系主任，"973"首席科学家，国家杰出青年基金获得者。

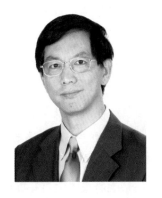

中华医学会风湿病学分会名誉主委，国际风湿病联盟（ILAR）和亚太风湿病联盟（APLAR）前主席，中国免疫学会临床免疫分会主任委员，WHO 骨与肌肉疾病委员会（ICC）委员，《中华风湿病学杂志》总编，*Clinical Rheumatology*、*International Journal of Rheumatic Diseases* 和《北京大学学报》（医学版）副主编，*Nature Reviews Rheumatoloty*、*Lancet Rheumatology* 和 *Annals of Rheumatic Diseases* 等杂志编委。从事风湿免疫病临床 30 余年，在 *Nature Medicine*、*Immunity*、*Lancet Rheumatology*、*Science* 及 *Cell Host and Microbe* 等杂志发表 SCI 收录论文 260 余篇。主编/译《类风湿关节炎》《风湿免疫学高级教程》《凯利风湿病学》等专著 20 余部。

主 审 简 介

孙尔维　教授、主任医师、博士研究生导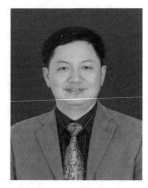
师，南方医科大学第三附属医院风湿免疫科主
任，广东省骨科研究院临床免疫研究所所长。

广东省免疫学会临床免疫专业委员会主任
委员，中国免疫学会临床分会副主任委员，广
东省免疫学会副理事长，国家自然科学基金二
审评审专家。

主持或参与 13 项国家自然科学基金项目
（包括 2 项重点项目）和 1 项广东省自然科学基金团队项目、1 项广东省
重点临床研究项目。在 *Cell Death and Differentiation*、*Journal of Immunology*、*Pharmacology & Therapeutics*、*Arthritis Research and Therapy* 等国际杂志
发表论文 30 余篇（论文他引 700 次）。2020 年入选"全国风湿免疫病专
家学术影响力百强排名"名单。

主 编 简 介

何懿 博士、副主任医师、硕士研究生导师，南方医科大学第三附属医院风湿免疫科副主任，为广东省杰出青年医学人才、广州市科普名师、羊城青年好医生、广州实力中青年医生、"胡润平安好医生"。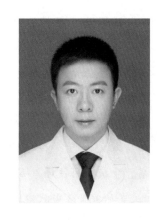

中国免疫学会临床免疫分会青年委员，广东省医师协会风湿免疫医师分会委员，广东省医疗行业协会风湿分会副主任委员，广东省医师学会健康传媒工作委员会委员。

长期致力于风湿免疫病的临床、教学、科研及科普工作。主持国家自然基金青年基金项目1项、中国博士后科学基金项目1项、广东省自然科学基金项目2项、广东省医学科研基金项目2项、广州市科技计划科普项目2项，以第一作者或通讯作者发表SCI收录论文13篇。开通运营"何懿医生"（原"天天博士讲风湿"）微信公众号、快手号、头条号、抖音号、百家号等社交媒体账号，全网累计粉丝数超200万。2017年获得全国"十佳科普演讲达人"称号。

插图设计团队专家简介

　　钟远波　教授、博士、硕士研究生导师，主要从事动画与新媒体研究。现为成都市动漫游戏协会会长，中国美术家协会会员，中国文艺评论家协会会员，中国电视艺术家协会会员，国际动画协会（ASIFA）中国分会会员，四川省文旅厅、科技厅入库评审专家，河北省、重庆市科技厅（局）入库评审专家。曾在 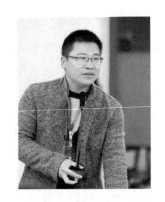《文艺研究》《当代电影》《美术观察》《文艺评论》《装饰》《艺术百家》《民族艺术》等杂志发表 CSSCI 收录论文（作品）50 余篇（幅），出版著作（教材）10 余部，主持完成 10 余项国家级、省部级课题。导演完成 20 余部动画短片。

本书内容只为大家介绍风湿免疫疾病相关科普知识，风湿免疫病的诊断、药物治疗需要在风湿免疫科医生指导下进行！

前　言

据统计，我国风湿免疫病患者已超过1亿。风湿免疫病是名副其实的常见病、多发病，但熟知该病的患者少之又少，皆因其作为一种全身性的疾病，症状五花八门，有的以关节症状为主要表现，有的以皮肤症状为主要表现，有的以肾脏损害为主要表现，患者经常跑错科室看错病，近八成患者的首诊科室都不是风湿免疫科。目前，关于风湿免疫病，我国仍存在"知晓率低、就诊率低、治疗率低，致残率高"的严重问题。另外，基层医院和小规模的三甲医院几乎没有专门的风湿免疫科，更谈不上规范诊治，往往导致患者错过最佳治疗时间。

作为一个风湿免疫科的临床医生，我发现很多患者因为不了解风湿免疫病而延误了治疗，加重了病情，最后甚至付出了生命的代价，因而我利用业余时间拍摄科普视频、撰写科普文章，并分享在网上。慢慢地，我产生了写一本介绍风湿免疫科常见疾病的科普图书的想法，在广州市科技计划项目的支持下，我终于得偿所愿。

虽然互联网信息发达，有关风湿免疫病的信息在网上也可以查到，但网络文章鱼龙混杂，患者常难以正确识别。我写这本书的初衷是出版一本老百姓能看得明白的风湿免疫病科普图书，同时还能够指导基层医院的医护人员正确地认识风湿免疫病，使患者得到及时、有效、正规的治疗。

为了让老百姓能读懂这本书，我们找了几位退休教师、工人来阅读本书的初稿，让他们在看不懂的、有疑惑的地方做上标记；在得到他们的阅读反馈之后，我们进一步将书稿的文字表述通俗化，力求写出一本老百姓能够真正看得懂的书。同时，我们也找了几位不同专业的医生，修改书中晦涩难懂的内容，力求从事基层工作的医生也能够完全看懂本书。此外，为了让本书更加生动有趣、易于理解，我们还邀请了成都大学钟远波教授团队，为本书量身定做了数十张漫画。

书稿几经修改，然后交给我的导师——南方医科大学第三附属医院风湿免疫科主任孙尔维教授主审，做进一步修订。本书定稿前夕，我们很荣幸地邀请到了中国免疫学会临床免疫分会主任委员，中华医学会风湿病学分会名誉主委，北京大学人民医院临床免疫中心主任、风湿免疫研究所所长栗占国教授做本书的主审。栗占国教授为本书提出了很多宝贵的意见，使本书更添光彩。

当然，本书肯定还有很多不足和缺陷，希望广大读者提出宝贵意见，以便我们修订完善。读者们若有关于本书的任何问题，欢迎在我的"何懿医生"同名微信公众号、今日头条、抖音、快手、搜狐视频等个人网络平台上留言。

感谢参与本书编写的各位研究生及医生，感谢钟远波教授团队，感谢本书的主审栗占国教授和孙尔维教授，感谢一路上支持和帮助过我的朋友们。

最后，我想对所有的风湿免疫病病友说，风湿免疫病绝对不是"不死的癌症"，定期复诊，规律治疗，保持积极乐观的心态，绝大多数风湿免疫病都是可以有效控制、完全缓解的。

衷心祝愿各位朋友幸福安康！

何　懿

2022 年 3 月

C目录 ONTENTS

风湿免疫病的"前世今生"

生活中，很多人都听说或者接触过风湿免疫病，但很多人并不了解什么是风湿免疫病。在中国古代，风湿免疫病被称为痹症，认为其成因是"风、寒、湿三气杂至，合而为痹也"。因此，很多人都以为风湿免疫病就是平时所说的"老寒腿"、简单的腰腿痛，一到刮风下雨，疼痛就发作了。现今，市面上充斥着各种所谓"一药除湿"的秘方。然而，风湿免疫病并非简单的"湿邪"所致，风湿免疫病也并非全是"老寒腿"。

在古希腊医学体系中，有一个词叫作 rheuma，它被描述为对身体有伤害的体液，能流经全身的各个地方，导致全身发病，现代医学中的风湿病一词便起源于此。1642 年，有"风湿病之父"之称的巴黎医生 Baillou 将"风湿病"（rheumatism）这个概念引入临床，并将它定义为运动系统疾病。

简单来说，风湿病泛指影响骨、关节及其周围软组织（如肌肉、滑囊、肌腱、筋膜、神经等）的一组疾病。因风湿性疾病的发病及病情进展都与自身免疫系统有直接关系，故又称之为风湿免疫病。总结起来，风湿免疫病是一类免疫系统异常导致全身多个系统损害、临床表现各异的疾病。

风湿免疫病是一大类疾病，所涉及的病种多、范围广，包括 100 多种疾病。我国的风湿免疫病患者人数接近 2 亿。虽然风湿免疫病患者数量庞大，但对这类疾病有充分认识的患者少之又少。那么，风湿免疫病到底是一种什么样的疾病呢？它又是如何影响人体健康的呢？

人体随时都有可能受到外界的细菌、病毒等病原体的攻击，体内也可能产生衰老、破损、死亡及异常的细胞。为了保证机体能够正常运行、维持健康状态，人类的免疫系统如同"羽林军"一样登场了。免疫系统由免疫器官、免疫细胞及抗体、淋巴因子等免疫活性物质组成。面对各种病原体，机体免疫系统可以产生两道防线。

第一道防线是我们的天然免疫系统，又叫固有免疫系统。简单来说，这是我们一出生就自带的免疫系统。它由组织屏障、固有免疫细胞和固有免疫分子组成。组织屏障包括覆盖人体表面的皮肤和黏膜屏障，不仅能阻挡病原体侵入人体，其分泌物还有杀菌的作用，能够阻挡大部分细菌、病毒等病原体入侵我们的身体。如果病原体突破了我们身体的皮肤和黏膜屏障，我们身体的固有免疫细胞就会被激活，单核细胞、巨噬细胞、中性粒细胞等天然免疫细胞就会吞噬杀灭病原体。

如果第一道防线还不能消灭病原体，我们身体还有第二道防线，就是获得性免疫系统，主要由免疫器官和免疫细胞（主要是抗原提呈细胞、淋巴细胞等）组成。病原体会激活我们身体的免疫系统。抗原提呈细胞找到病原体特异性的标记（又叫特异性抗原），再激活淋巴细胞针对这个标记产生特异性抗体。抗体能够特异性地结合该病原体的标记（特异性抗原），帮助人体清除或灭杀进入人体的病原体；疾病痊愈后，这种抗体或者记忆细胞仍存留在人体内（根据病原体不同，留存时间也有所不同）。当这类病原体再次侵入体内时，人体就能够快速有效地杀死病原体。

然而，当免疫功能出现问题，特别是免疫系统不能正确识别"非己"和"异己"物质时，会将自身健康的细胞或细胞内的蛋白质等物质当作细菌、病毒等病原体，我们身体就会产生针对自身组织、细胞或蛋白质等的抗体，即自身抗体。自身抗体与我们自身的组织细胞结合，激活免疫系统，破坏自身组织细胞，从而导致风湿免疫病的发生，这是风湿免疫病发生的主要原因之一。

由于风湿免疫病可累及人体全身各个系统、组织、细胞，因此风湿免疫病临床表现多种多样，症状五花八门，如发热、关节肿痛、口腔溃疡、皮疹、腹痛、贫血、出血、蛋白尿，甚至发生胸闷、咳嗽、气促、憋喘等。由此可见，许多不适可能是由风湿免疫病引起的，而很多患者从一开始就跑错科室，看错门诊，耽搁了疾病的治疗。据中华医学会风湿病学分会名誉主委栗占国教授介绍，一项涉及 9 个省份 20 多家医院，数百名类风湿关节炎患者的调查显示，近八成患者首次就诊科室均为其他内科，而不是风湿免疫科。

虽然我国风湿免疫科的建设起步较晚，但是随着我国科技的进步和发展，尤其是基础免疫学的飞速发展，风湿免疫科快速崛起，并越来越受到重视。2019年，国家卫生健康委办公厅印发《综合医院风湿免疫科建设与管理指南（试行）通知》，要求所有三级甲等医院必须设立风湿免疫科。但是，很多风湿免疫病患者依然得不到很好的治疗，风湿免疫病的高发病率、高误诊率、高误治率、高致残率的现状依然没有得到明显的改善。部分患者缺乏对风湿免疫病的正确认知，失去治疗信心，往往错过疾病的最佳治疗时机；也有部分患者因随意用药，药物副作用太大，承受着过度诊治带来的身体伤害和经济损失，这严重降低患者生活质量和幸福指数，同时也浪费了国家大量的医疗资源。

因此，希望这本书能使患者对风湿免疫病有初步的了解，当出现与其相关的症状时，能想到要去风湿免疫科就诊，从而早日得到正确的诊断和治疗。

天天博士小贴士

风湿免疫病不仅仅是关节痛、腰腿痛那么简单，其发生的根本原因在于免疫系统功能异常，而免疫系统一旦出现问题，就可能累及全身各个系统，临床表现也会五花八门。

得风湿免疫病是因为免疫力太低吗

很多患者都会问："何医生，得风湿免疫病，是不是因为免疫力太低了啊？""何医生，我能不能吃点补品或者增强免疫力的药物，这样我的风湿免疫病就会好得快一点呢？"其实，这些认知是非常错误的。风湿免疫病（如系统性红斑狼疮、类风湿关节炎、硬皮病、干燥综合征及血管炎等）并不是免疫力差导致的，而是免疫系统功能异常导致的。因此，风湿免疫病患者不需要也不应该盲目地提高免疫力，更不需要盲目地去买补品、补药。对于风湿免疫病患者来说，免疫力太强可能会适得其反。

什么是免疫力？通俗的理解就是身体抵抗外界细菌、病毒入侵的能力。我们身体里面发挥免疫功能的主要是免疫细胞及抗体，免疫细胞有很多种，如中性粒细胞、NK 细胞、巨噬细胞、T 淋巴细胞、B 淋巴细胞等，这些免疫细胞通过各自的特点发挥免疫识别和免疫调节作用。

那得风湿免疫病是因为免疫力低吗？当然不是。风湿免疫病的发病并不是因为免疫力低下，而是免疫系统识别出了差错，自身免疫系统把自身组织、细胞或者蛋白成分误当成了"敌人"，从而产生了针对自身组织、细胞或者蛋白成分的免疫细胞或者自身抗体，破坏了我们自身组织细胞，导致风湿免疫病的发生。

打个比方，我们身体的免疫系统就像"导弹部队"一样，保护我们身体。患风湿免疫病的时候，就是"导弹部队"的"GPS 系统"出现了问题，把我们自己定位成了"敌人"，把"导弹"打到了自己身上，最后导致自身组织细胞损伤。如果这个时候提高免疫力，就相当于让免疫系统发射更多的"导弹"打自己，可能会导致自身组织损伤更严重，从而加重病情。

所以大家要记住，风湿免疫病的发病并不是因为免疫力低下，而是免疫系统识别出现了问题。因此，千万别乱吃补品来提高免疫力。

天天博士小贴士

　　大家一定要记住，得风湿免疫病不是因为身体免疫力低了，而是免疫系统出现了异常。因此，风湿免疫病患者千万不要随便用药去提高免疫力，这样做往往会适得其反。

风湿免疫病是一种常见且复杂的疾病，其临床表现多种多样，疾病种类多，发病原因不明，治疗无特异性。风湿免疫科是一门起步较晚的临床学科。经验不丰富的医生常常误诊风湿免疫病，再加上大多数患者对本病的认识尚浅，很多患者在首次就诊就"走错了门"，不知道该挂什么科室的号，导致患者错过早期诊治的机会，误诊、延诊等现象普遍。那么，出现哪些症状时我们应该警惕风湿免疫病呢？

1. 关节疼痛

生活中大家或多或少都听说过风湿免疫病，而关节痛、颈肩痛、腰背痛、足跟痛就是风湿免疫病最常见的临床表现，有时还伴有不同程度的关节肿胀，因此也就出现老人们对本病"一把骨头疼痛，准是风湿"的片面认识。骨关节系统受累出现的关节肿胀、疼痛等往往是风湿免疫病的首发表现，如类风湿关节炎常有对称性的指关节、腕关节肿痛；青年人出现晨起腰腿疼痛应警惕强直性脊柱炎。老年人口中常说的下雨天关节痛，很大可能是患上了骨关节炎，也就是俗称的"骨质增生""长骨刺"，是一种关节退行性病变。而足部第一拇趾的跖趾关节夜间突发红肿热痛，则很有可能是痛风。当出现关节肿胀或疼痛时，千万不要因为部分症状会自行缓解而放松警惕，很有可能是身体在提醒你，风湿病缠上你了。

2. 关节晨僵

风湿免疫病患者除关节疼痛外还有一个特点，就是关节僵硬。部分患者反映，早上起床后双手不灵活，甚至不能握拳、梳头发、穿衣服，双手都"很僵"，稍稍活动一下又好了。这时，患者很有可能发生了晨僵。晨僵是指清晨起床后，关节、腰背、软组织等出现"胶着感"（感觉这些部位动不了，像被胶水黏住了似的），活动后症状可以减轻。晨僵的发生不一定局限在手指、脚趾等关节，也可能发生在膝、肘、肩、颈、腰背等全身各个关节，单侧或双侧；还可能呈游走性，不固定在某一个关节，而是从一个关节转移到其他关节。双手小关节晨僵和腰背部晨僵分别是类风湿性关节炎和强直性脊柱炎的早期信号。虽然骨关节炎也可能发生晨僵，但一般来说，骨关节炎晨僵时间较短，不超过30分钟。

3. 不明原因的持续发热

引起发热的三大主因分别是感染、肿瘤、风湿免疫病，还有一些由药物热所致。但是，感染类的发热一般用抗生素治疗后会好转，而风湿病引起的发热，可为低热、中等度发热、高热、超高热，反反复复。有治疗意识的患者就算去医院就诊，也不一定会选择风湿免疫科，而其他科的医生又对风湿免疫病的认识相对不足，诊断和治疗手段有限，故不能尽快地发现和诊断风湿免疫病，甚至可能将其当作普通感冒来处理。因此，如果是长期找不到原因的反复发热，在常规抗感染治疗无效而又无明显肿瘤、结核等疾病征象时，应该到风湿免疫科就诊，排除风湿病。

4. 皮疹

我们在前文提到，皮肤作为人体免疫的第一道防线，其表皮含有许多免疫细胞，不少免疫反应就直接发生在皮肤上，如起皮疹，只是症状轻微，大多数人对此没什么感觉，从而忽略了皮疹这一诊断风湿病的重要线索。因此，若有不明原因的皮肤病变或异常，一定要引起重视或及时去风湿免疫科门诊就诊。不明原因的皮疹、脓疱疹、丘疹、痤疮样皮疹、晒太阳后皮肤过敏、皮肤结节、红斑等都有可能是风湿免疫病的前兆。例如，80%的系统性红斑狼疮患者会在病程中出现皮疹，其中，鼻梁和双颧颊部呈蝴蝶形状分布的红斑最具特征性。当然，在我们身体出现过敏的时候，也会有皮疹，但这种皮疹多半会伴有瘙痒不适感，而风湿免疫病的皮疹一般不会。因此，对那些没有瘙痒症状、反复持续的皮疹，建议去风湿免疫科看看。

5. 口腔溃疡反复发作

口腔溃疡，俗称口疮，大多数人都得过这个不太起眼的毛病。一提到口腔溃疡，很多朋友首先想到的是"上火了"，认为只要不吃太烫的东西，清淡饮食就会好起来。确实，绝大多数口腔溃疡都不严重，但如果口腔溃疡长期不愈合或反复发作，身体很可能就出现问题了。这个时候，需要警惕是否患风湿免疫病，尤其是系统性红斑狼疮或白塞综合征。

6. 口干、眼干、龋齿

一提到口干、眼干，大多数朋友可能会想到水喝得少了，眼睛用得多了，以为补补水就好了。但是，长期口干、眼干，到后面吃东西都要借助喝水来下咽，甚至喝水也不能缓解口干，同时伴有龋齿（牙齿的片状脱落）、腮腺肿大，尤其是女性，应警惕患干燥综合征的可能。这种病主要累及外分泌腺体，累及唾液腺时唾液分泌减少，患者会出现口干症状。相应症状也可以表现为眼睛干涩，皮肤出汗少、脱屑、瘙痒，鼻干，阴道黏膜干燥，关节肌肉疼痛、腮腺肿痛，甚至累及肺、肝、肾等多个器官，以及神经系统、血液系统。当出现不能解释的严重口干、眼干和龋齿时，应警惕患干燥综合征。

7. 双手雷诺现象

一遇到寒冷天气，双手"变白变紫"，很多人以为是冻疮发作了，春天到了就没事了。但是，双手在遇冷后出现苍白、发紫现象，很有可能是医学上的双手雷诺现象。它是指遇冷或情绪改变时，双手或双足肢端皮肤由苍白变为青紫，一般发生在寒冷刺激、情绪激动、长期使用震颤性工具，以及多种疾病影响下诱发的血管痉挛。很多风湿免疫病都伴发雷诺现象，如硬皮病、混合性结缔组织病、系统性红斑狼疮、类风湿关节炎、皮肌炎和干燥综合征等。有些人会认为这是长冻疮了，但是，冻疮是不会在春天、秋天甚至夏天发作的，因此，若出现这种现象，应该去风湿免疫科看看，以排除相关疾病。

8. 反复眼炎

正如我们之前所说，风湿免疫病可以影响我们全身各个系统。被喻为"心灵的窗户"的眼睛也难逃厄运，因为很多风湿免疫病都会出现眼的受累，常见的有系统性红斑狼疮、白塞综合征、强直性脊柱炎等；大动脉炎、类风湿关节炎所致的眼炎也不少见。因此，反复发作的眼病，也有可能与风湿免疫病有关。当患者反复出现眼红、眼痛，甚至复视、视野缺损、视力减退时，除了去眼科检查，还要注意排查风湿免疫病。如已经确诊某种风湿性疾病的患者突然出现眼睛不适，应明确是否原发病所致，及时调整用药。对于风湿免疫病所致的眼疾，需要风湿免疫科和眼科医生同时指导治疗。

9. 肌肉疼痛、无力

很多疾病，如感染、神经病变、风湿免疫病及肿瘤等都可以出现肌无力的症状。很多人在早期误以为是因近期劳累过度而对此不管不顾。如果有四肢肌肉疼痛无力，蹲下后站起困难、手臂上举困难等表现，或伴有眼周围发紫、前胸后背皮疹，血肌酶升高，肌电图检查提示肌源性损害等，提示可能患有风湿免疫病，尤其是皮肌炎、多肌炎。另外，乏力也是各种风湿免疫病的早期表现，如系统性红斑狼疮、干燥综合征、皮肌炎/多肌炎、大动脉炎等。若最近没有进行超高强度的劳动和锻炼，也没有耽误睡眠，但乏力现象一直没有得到改善，则有可能是患了风湿免疫病。如果出现上述症状，应及时到风湿免疫科就诊。如能尽早诊断，尽早正规治疗，患者就可以和正常人一样生活；但如果治疗不及时，就可能会导致重要脏器受累，危及生命。

10. 反复流产、不孕

流产、不孕这类妇科问题也能和风湿免疫病扯上关系？这是有可能的。反复出现无法解释的自发性流产（大多发生在妊娠 10 周以后）、死胎，甚至不孕，可能是免疫疾病惹的祸。系统性红斑狼疮、抗磷脂综合征等风湿免疫病会导致流产。因此，如果反复流产、不孕，除了去妇产科咨询，还应该考虑去风湿免疫科查查有没有抗磷脂综合征等风湿免疫病。

同时出现心、肝、肾、肺、脑、皮肤、关节等多系统损害，最常见于系统性红斑狼疮、系统性血管炎、系统性硬化症等疾病。请务必牢记，多个脏器出问题，大多是风湿免疫病所致。总之，风湿免疫病临床表现复杂多样，因此风湿免疫科又称为"疑难杂症科"。当患者出现的一些症状、体征与一般常见疾病的表现不符时，应考虑患风湿免疫病的可能，要及时进行正规治疗。

天天博士小贴士

　　风湿免疫病的症状多种多样，如果出现长时间的关节痛、腰背痛、口腔溃疡、皮疹、发热等症状，就需要考虑患风湿免疫病的可能性。

自身抗体是什么

在门诊的时候，很多患者都会问："何医生，你给我开的检查有自身抗体谱。什么是自身抗体啊？"自身抗体的检测在风湿免疫性疾病的诊断和治疗中非常重要。

1. 什么是抗体

抗体就是我们身体中成熟的 B 细胞产生的针对某种抗原（如细菌、病毒的某些成分等）的免疫球蛋白。例如，针对细菌的某种抗体可以特异性地与细菌结合，进一步激活一系列的免疫反应，最终杀死细菌。因此，抗体是我们身体对抗外界细菌、病毒的重要武器之一。

2. 什么是自身抗体

自身抗体就是针对自身组织、细胞、蛋白等的抗体。当身体出现免疫异常时，会针对自身的组织、细胞、蛋白等物质发生免疫反应，从而对身体产生破坏，最后出现风湿免疫病。

3. 自身抗体有什么作用

自身抗体在很多风湿免疫病的诊断和病情评估中具有重要意义。例如，类风湿关节炎的患者会出现类风湿因子、抗 CCP 抗体或者抗角蛋白抗体阳性，系统性红斑狼疮的患者会出现抗核抗体、抗 dsDNA 抗体、抗 SM 抗体阳性，干燥综合征患者会出现抗 SSA 抗体、抗 SSB 抗体阳性，等等。这对疾病的诊断非常重要。很多抗体的滴度水平和疾病活动度有关系，比如，抗 dsDNA 抗体的滴度水平就和系统性红斑狼疮患者的病情活动度有关系。还有很多抗体和疾病的预后有关系，比如，抗 CCP 抗体高滴度的类风湿关节炎患者病情往往较严重。

4. 自身抗体有必要做定量吗

随着科技的进步，我们自身抗体的检测从定性（只能知道阴性和阳性）发展到现在的定量。我们为什么要做自身抗体的定量检测呢？因为抗体的定量检测结果可以指导我们评估病情、调整药物及预测疾病进展等。

对于很多风湿免疫病患者来说，我们可以通过检测自身抗体滴度的变化来判断病情是否得到控制。若自身抗体滴度降低，则提示病情往好的方向发展。当然，如果自身抗体的滴度下降太过剧烈，提示免疫抑制作用可能太强，患者感染的风险会比较高，就需要及时调整免疫抑制剂的使用。

对于病情稳定的患者，若突然出现自身抗体的滴度升高，则提示有病情复发的可能性。很多时候，先有自身抗体的滴度升高，然后才出现症状，如果我们能在自身抗体刚刚升高时调整药物，就会更有利于我们控制病情。

自身抗体的检测对风湿免疫病的诊断、病情评估、病情预后判断都非常重要，能够帮助风湿免疫科医生更好地判断病情，指导患者合理地使用药物。

天天博士小贴士

　　自身抗体的检测，尤其是定量检测，对风湿免疫病的诊断、病情评估、药物调整、病情预后等发挥了重要作用。

这些检查项目，帮你发现风湿免疫病

风湿免疫病病情复杂多样，千变万化，很容易被误诊，因此正确的诊断需要合理的检验及检查。除了详细的病史和体格检查，还需要针对性临床辅助检查的帮助。那么，面对如此多样的检验及检查，我们如何正确选择？每一种检查项目又对病情有何意义？

1. 常规及生化指标

任何疾病，完善三大常规（血常规、尿常规、大便常规）及肝功能、肾功能的检查是必不可少的。白细胞数量变化、血小板减少、蛋白尿等都可能与风湿免疫病相关。有些患者会感到疑惑，只是关节疼，为什么还要检查其他地方？其实原因很简单，正如前面所提到的，风湿免疫病是可以累及全身系统的一大类疾病，这些检查可以帮助医生发现隐匿病变。另外，部分治疗风湿免疫病的药物会不同程度地影响肝功能、肾功能，以及血红蛋白、血小板水平等。少数药物也存在禁忌证，如当白细胞计数偏高提示可能存在感染时，免疫抑制剂就不能使用了，以免加重感染等。因此，定期检查这些指标有助于了解药物是否对机体产生副作用。由于药物毒性多数出现于用药早期，故在用药早期复查间隔时间较短。在疾病治疗初期，检查相对频繁，随着病情稳定，检查周期慢慢延长，很多风湿免疫病病情稳定的患者，每年检查 1～2 次即可。

2. 血沉（ESR）、C-反应蛋白（CRP）及抗链球菌溶血素 O（ASO）

血沉、C-反应蛋白及抗链球菌溶血素 O 在风湿免疫病的诊断中很常见，常用于病情评估。

一般来说，风湿免疫病患者的血沉和 C-反应蛋白是增高的，特别是在病情活动期，但血沉和 C-反应蛋白增高并不等于得了风湿免疫病。部分医生在诊疗思路上仍存在误区，只要一发现患者血沉和 C－反应蛋白高，就说患风湿免疫病可能性大。其实，血沉和 C－反应蛋白在多种情况下都可以增高，如贫血、感染或肿瘤等及正常生理状况都可引起血沉增高。另外，血沉和 C－反应蛋白可随着风湿免疫病病情缓解而下降，因此可作为药物疗效评价指标，但不是病情活动期的特异性指标，有时血沉水平与病情活动并不一致。因此，血沉和 C－反应蛋白与风湿免疫病诊断还有病情评估密切相关，但不是绝对有关。

抗链球菌溶血素 O 也就是常说的"抗 O"。很多患者以为抗 O 增高就是风湿免疫病，其实不然。抗 O 升高仅仅提示近期有溶血性链球菌感染，至于有无风湿免疫病还需要根据患者年龄和其他临床表现来判断。此外，高脂血症、巨球蛋白血症等也可发现抗 O 增高。

3. 自身抗体

前面已经讲过，抗体是我们身体对抗外界细菌、病毒的武器。但是，一旦免疫系统异常，产生自身抗体破坏自身组织细胞，就会导致风湿免疫病的发生。因此，自身抗体的检测，对风湿免疫病的诊断有极大的帮助。自身抗体的检测包括抗核抗体、类风湿因子、抗中性粒细胞胞质抗体、抗磷脂抗体、抗角蛋白抗体等数百种自身抗体的检测，而目前我们风湿免疫科临床常用的自身抗体主要有数十种。很多风湿免疫病都有特异性的自身抗体，比如，系统性红斑狼疮患者容易出现抗 SM 抗体及抗 dsDNA 抗体阳性，类风湿关节炎容易出现类风湿因子和抗 CCP 抗体阳性。当然，很多抗体与疾病活动度及预后有关系。因此，自身抗体是风湿免疫科很重要的检查对象之一，在后续章节中我们会单独详述。

4. HLA-B27

大多数风湿病与遗传有关系。说到遗传标志物，HLA-B27 不得不提，90% 以上的强直性脊柱炎患者存在 HLA-B27 阳性。但需要注意的是，HLA-B27 阳性并不意味着就是强直性脊柱炎。目前，HLA-B27 阳性使我们更多地考虑强直性脊柱炎的诊断。HLA-B27 阳性亦可见于反应性关节炎、银屑病关节炎等脊柱关节病，在正常人群中也有 10% 的阳性率。另外，除了 HLA-B27，还有其他遗传标志物与风湿免疫病有关，后文会对此进行详细描述。

5. 关节液的检查

风湿免疫病最常见的临床表现是关节肿痛，因此，对关节方面的检查也很常见，除了无创性的影像学检查，还有一种有创性的检查——关节穿刺液的检查。正常情况下，关节部分由关节囊包围着，关节囊内最内侧的薄膜叫作滑膜，由滑膜分泌出的液体叫作关节液。正常人膝关节内一般最多有 3 毫升关节液，以发挥润滑关节的作用。当关节内出现炎症时，滑膜分泌的滑液会增多，产生大量炎性积液。我们可通过关节腔穿刺获取关节液，分析关节液成分也有助于疾病诊断。

6. 病理活检

活组织检查是诊断大多数疾病的"金标准"，活组织检查所见病理改变对诊断有决定性意义，并有指导治疗的作用。如肾脏活检对狼疮肾炎的病理分型的确定、滑膜活检对关节炎病因的判断、唇腺活检对干燥综合征的诊断及肌肉活检对多发性肌炎/皮肌炎的诊断均有重要意义。因此，当遇到诊断不明确或者治疗效果不佳的时候，病理活检就是我们重要的手段之一。

7. 影像学检查

影像学检查在风湿免疫病中是重要的辅助检测手段，一方面有助于各种关节、脊柱受累疾病的诊断、鉴别诊断、疾病分期、药物疗效的判断等，另一方面可用于评估肌肉、骨骼系统以外脏器的受累情况。X 线是骨和关节检查最常用的影像学技术，可发现软组织肿胀及钙化、骨质疏松、关节间隙狭窄、关节侵蚀脱位、软骨下囊性变等改变。关节 CT 用于检测有多层组织重叠的病变部位，如骶髂关节、股骨头、胸锁关节、椎间盘等。核磁共振成像（MRI）能很好地显示骨、软骨及其周围组织（包括肌肉、韧带、肌腱、滑膜），因此，对软组织和关节软骨损伤、骨髓炎、缺血性骨坏死及早期微小骨破坏等是灵敏可靠的检测手段。10 余年来，超声在关节的检查中发挥的作用日益重要，不仅可以早期发现关节滑膜、软骨的损伤，还能监测病情的变化。

风湿免疫病种类繁多，病情复杂，因此在诊治过程中各项检查必不可少。了解这些常见检查项目，对提高依从性、了解病情和提高就诊率有很大的帮助。

天天博士小贴士

风湿免疫病种类复杂多样，不同的疾病需要做不同的检测，因此，患者需要多多配合，这样才有利于更早地诊断疾病，更规范地治疗疾病。

风湿免疫病早诊断、早治疗是关键

风湿免疫病种类繁多，虽多为慢性疾病，但在明确诊断后应尽早开始治疗，早治疗能使病情得到更好的控制。如果耽误病情，"不治"或"错治"都有可能导致患者关节畸形、残疾，严重者甚至危及生命。因此，风湿病早诊断、早治疗是关键。如何治疗呢？总的来说，治疗手段包括一般治疗（教育、生活方式、物理治疗、锻炼等）、药物治疗、手术治疗（矫形、滑膜切除、关节置换等）。

1. 一般治疗

由于风湿免疫病的病因大多未明确，治疗效果因人而异，除了要改善患者对疾病的认知，还要对其进行教育及心理疏导，指导他们如何通过调整生活方式、饮食、日常锻炼等来改善病情，以及帮助他们建立信心，缓解压力，从而获得良好预后。简单来说，就是"话疗"。通过聊天，了解患者的现状（精神、身体、心理、家庭等），进一步建立个体化精准治疗的方案，帮助患者建立信心。很多患者说："何医生，和你聊一会儿天，我就感觉病情就好了一些。"这就是"话疗"的力量。

除了"话疗"，平时还要注意保暖，无论是关节还是身体，都应避免关节受凉，避免感冒；在康复理疗师的指导下，可以进行康复理疗活动及锻炼。另外，平时要注意规律饮食，规律作息，适当运动，这样才能够保证身体处于健康状态，从而更有利于疾病的康复。

2. 药物治疗

风湿免疫病的治疗，药物干预是首要手段。其中，抗风湿药物主要包括非甾体抗炎药（NSAIDs）、糖皮质激素（GC）、改善病情抗风湿药（DMARDs）及生物制剂。

（1）非甾体抗炎药。这类药物具有抗炎、镇痛、解热的作用，在医学实践中应用广泛。该类药物的作用机制是通过抑制环氧化酶（COX），进而抑制花生四烯酸转化为前列腺素，起到抗炎、解热、镇痛的效果。很多人对于非甾体抗炎药的认识就是止痛药，这是非常错误的。非甾体抗炎药对风湿免疫病患者来说，最主要的作用是抗炎，控制免疫炎症。

因为该类药物对消化道、肾脏及心血管系统有一定副作用，所以在临床应用时需要密切随访，应用于有消化道及肾脏基础疾病的患者及老年人群时则更要谨慎。

（2）糖皮质激素。风湿免疫病最主要的病理生理机制是异常活化的免疫炎症反应，而糖皮质激素具有强大的抗炎作用和免疫抑制作用，因此被用于治疗风湿性疾病，是治疗多种风湿免疫病的一线药物。糖皮质激素的制剂众多，根据半衰期，可分为：短效糖皮质激素，如可的松、氢化可的松等；中效糖皮质激素，如泼尼松、甲泼尼龙、曲安西龙等；长效糖皮质激素，如地塞米松、倍他米松等。糖皮质激素的强大的抗炎作用，使"江湖游医"有机可乘，在大街上贩卖的"一粒就能祛风湿"的"神药"，大多是由大剂量的激素制作而成的。这种被改造后的"糖衣炮弹"，很多不知情的患者们服用后，虽然效果立竿见影，但后期出现的激素副作用令人担忧。长期大量服用糖皮质激素的不良反应有很多，包括感染、高血压、糖尿病、骨质疏松、股骨头无菌性坏死、肥胖、精神兴奋、消化性溃疡等。因此，在临床应用时一定要权衡其疗效和副作用，严格掌握适应证和药物剂量，并监测不良反应。

（3）改善病情抗风湿药。改善病情抗风湿药其实就是免疫抑制剂，通过对免疫系统不同靶点（T淋巴细胞、B淋巴细胞、抗原提呈细胞、细胞因子等）的抑制，从而抑制免疫系统激活，达到控制疾病的目的。改善病情抗风湿药能够持续缓解患者疾病活动度，从根本上抑制组织和关节的进行性损伤，延缓或阻止病情发展，但起效慢，通常在治疗后2～4个月才会初见成效，这也是这类药需要长期服用的原因。改善病情抗风湿药可以说是治疗风湿免疫病的核心药物，其重要性不言而喻。近年来，随着风湿免疫病的发病机制及改善病情抗风湿药的深入研究，新型改善病情抗风湿药药物不断问世，林林总总的改善病情抗风湿药让患者的治疗有了更多的选择。我们将在相关章节具体阐述。

（4）生物制剂。生物制剂的出现是风湿免疫病治疗史上一次重大突破，尤其是针对类风湿性关节炎的治疗。与传统抗风湿药相比，生物制剂可以对与风湿免疫病发病密切相关的致病因子（如肿瘤坏死因子、白介素-6等）实现"精准打击"。其原因在于生物制剂可以实现靶向治疗，即有针对性地作用于疾病异常免疫反应中的某个关键分子，达到抑制疾病病理过程的目的，因此往往起效快，治疗有效率高。生物制剂可以帮助我们解决以前治疗中的许多难题，比如，当抗风湿药物效果不佳而"无药可用"时，生物制剂成为可选择的重要的治疗手段；妊娠期风湿免疫病患者可以选择的药物有限，部分生物制剂也能成为患者妊娠期的保护伞。当然，生物制剂也不是万能的，其强烈的免疫抑制作用会导致患者的感染风险有所增加，如乙肝和结核感染风险增加等。因此，任何药物都是一把双刃剑，我们需要谨慎、恰当地使用。

3. 手术治疗

如果患者的关节功能已经受到了严重的影响，也可以考虑通过外科手术来进行治疗，如类风湿关节炎患者早期可行滑膜切除术，晚期可行关节置换术以改善患者的生活质量。但需要注意的是，手术仅能缓解症状，患者仍然需要积极配合治疗风湿免疫病，千万别觉得做完手术后就万事大吉了。

天天博士小贴士

其实，不仅是风湿免疫病，而是任何疾病都需要早诊断、早治疗。因此，当身体出现不适，尤其是持续的不适时，就需要去医院做检查了。

风湿免疫科常用药有哪些

经常会在门诊遇到很多患者提着药袋子抱怨："何医生，这都是些什么药呀，一大堆，能不能不吃这么多？""何医生，这药我得吃多久才能停？""何医生，我坚持吃药就能治好病吗？"

风湿免疫病是一类影响人们健康生活的慢性致残性疾病，如果不及时治疗，将会严重破坏患者的活动功能，降低患者的生活质量。早期治疗是改善预后的关键，这其中最主要的还是药物治疗。

用于风湿免疫病治疗的常用药可分为：非甾体抗炎药（NSAIDs）、糖皮质激素（GC）、改善病情抗风湿药（DMARDs，即免疫抑制剂）、生物制剂和小分子靶向药物等。下面就让我们简单地介绍一下常用的抗风湿药物有哪些。

非甾体抗炎药：控制炎症、快速止痛 》》

非甾体抗炎药可以通过抑制环氧合酶和脂氧合酶的作用来减少前列腺素、白三烯等物质生成；此外，非甾体抗炎药还能够抑制缓激肽等致炎物质的释放和单核细胞、中性粒细胞等炎症细胞的浸润、吞噬。通过上述作用，非甾体抗炎药最终发挥抗炎、解热、止痛的作用。

但是，大家一定要清楚，非甾体抗炎药和抗生素没有任何关系。很多时候患者听说要使用抗炎药，以为就是使用抗生素。抗生素是针对细菌等微生物的，而非甾体抗炎药是用来控制免疫炎症的，两者的用途是完全不同的。

非甾体抗炎药根据化学结构的不同可分为很多类，如水杨酸类、灭酸类、苯胺类、吲哚类、杂环芳基乙酸类、烯醇酸类等。其实，非甾体抗炎药还能根据作用机制的不同分为两大类：非选择性环氧合酶抑制剂与选择性环氧合酶－2抑制剂。非选择性环氧合酶抑制剂，如吲哚美辛、萘普生和双氯芬酸等，除了对环氧合酶 - 2 有抑制作用，起到抑制炎症的作用，还会抑制环氧合酶 - 1，使环氧合酶 - 1 无法发挥生理功能，这就使患者容易出现胃肠道不良反应，如消化性溃疡、出血、穿孔，还可一定程度上致使肾功能不全。

为了研制既能保留非选择性环氧合酶抑制剂抗炎作用，又可克服其对胃肠道副作用的新药，科学家们发明了选择性环氧合酶 - 2 抑制剂，如临床常用的依托考昔、西乐葆等。研究发现，这类药可以使胃肠道不良反应发生率明显降低，但值得注意的是，如果既往或目前存在活动性消化道溃疡或出血的患者，这两类非甾体抗炎药都应禁用。

非甾体抗炎药在发挥解热、镇痛、抗炎的作用的同时，也会导致人体出现一些不适症状。其中，最常见的不良反应便是消化道症状，如腹胀、腹痛、腹泻、消化道溃疡，甚至胃肠道出血、穿孔等，特别是使用非选择性环氧合酶抑制剂后，更易出现这些症状。为预防此种副作用的出现，推荐饭后服用非甾体抗炎药。对于消化道疾病高危人群，尽量使用选择性环氧合酶 - 2 抑制剂。非甾体抗炎药还有一个主要副作用，就是肾毒性，其可导致肾乳头坏死、间质性肾炎等，实验室检查可发现尿中蛋白、红细胞、白细胞升高，血肌酐、尿素氮升高等反应；此外，非甾体抗炎药还可能造成血压出现较大的波动，引起各种心血管疾病。

当使用非甾体抗炎药治疗急性疼痛时，一般不同时使用两种或两种以上非甾体抗炎药；在服药治疗期间不应该贪杯，最好要做到滴酒不沾，否则会增加胃肠道黏膜损害的风险。此外，下列情况要慎用非甾体抗炎药：有胃肠道疾病病史者、老年人（大于 60 岁）、儿童、孕妇或哺乳期妇女、有肝肾功能不全者、有心血管系统及血液系统疾病者、正在使用抗凝药物者等。

天天博士小贴士

服药治疗期间不应贪杯，最好滴酒不沾！

糖皮质激素：让人又爱又恨的药 》》

对于许多风湿免疫病患者来说，糖皮质激素并不陌生，其在抗炎、免疫抑制方面效果显著，应用广泛。可以说糖皮质激素是风湿免疫科医生手里的"撒手锏"，对很多重症的风湿免疫疾病效果显著。当然，任何药物都具有两面性，效果显著的药，其副作用也相对比较多。因此，在临床工作中，我们经常会遇到患者对糖皮质激素"谈虎色变"，对治疗充满了顾虑和担心。

糖皮质激素的作用很多，在风湿免疫科主要发挥抗炎止痛、免疫抑制的作用。糖皮质激素可以与细胞内的糖皮质激素受体结合，从而抑制炎症因子和趋化因子的释放；另外，糖皮质激素还可以抑制多种炎症细胞（如巨噬细胞及淋巴细胞等）的活化、增殖、分化和存活，从而抑制免疫反应。糖皮质激素在风湿免疫科的治疗上主要有两个作用：抗炎止痛、免疫抑制。

1. 抗炎止痛

糖皮质激素用于治疗急性疼痛时，适合的人群是有严重急性疼痛发作而且有较重全身症状者，以及非甾体抗炎药应用受限者或者有肾功能不全者。对于大多数患者，我们一般建议口服使用糖皮质激素治疗，剂量和疗程要根据个人病情而定；若患者无法口服药物，则可以考虑通过静脉注射的方式予以糖皮质激素。当然，局部关节腔内注射激素主要用于关节疼痛、全身激素治疗效果不佳者，但剂量和给药方式须经专业医师评估后调整。比如，对于痛风急性发作引起的疼痛，非甾体抗炎药或者秋水仙碱止痛效果不佳；又如，类风湿关节炎疼痛剧烈，严重影响生活质量。大家要注意，糖皮质激素用于抗炎止痛，一般都是短期应用。

2．免疫抑制

对于大多数的风湿免疫病，比如红斑狼疮、肌炎/皮肌炎、硬皮病、干燥综合征、血管炎等，糖皮质激素能够快速、有效地发挥免疫抑制及抗炎作用，快速控制病情。对于很多重症红斑狼疮患者或者重症血管炎患者，糖皮质激素冲击治疗也是重要治疗手段之一。

糖皮质激素作用强大，但其副作用也非常明显。常见的不良反应有：①骨质疏松甚至是骨坏死。一个18岁的小姑娘，患红斑狼疮10年了，一直每天吃4片泼尼松（糖皮质激素），没有减药，最后出现了重度骨质疏松、腰椎压缩性骨折。这是常见于老年人的疾病，却在18岁的小姑娘身上出现了，这都是激素导致的。②胃肠道不良反应。这也是激素常见的副作用。长期服用激素，尤其是激素联合非甾体抗炎药时，消化道溃疡风险显著增加。③眼睛的不良反应，如白内障、青光眼等。④心血管不良反应，如动脉粥样硬化、高血压等。⑤代谢异常，如血糖和血脂升高等。当然，长期大剂量使用激素，还可能导致免疫系统受到过度抑制，增加感染的风险。"甲之蜜糖，乙之砒霜"，千万不要自己随意尝试。

天天博士小贴士

对于糖皮质激素，大家一定要在医生指导下使用。

改善病情抗风湿药 ▶▶

风湿免疫病的病因是免疫系统出了问题，因此，对风湿免疫病患者的治疗，我们需要调控患者的免疫系统。这就需要用到改善病情抗风湿药。改善病情抗风湿药其实就是免疫抑制剂，通过抑制免疫系统来发挥抗风湿的作用。下面列举几个常用的改善病情抗风湿药物。

1. 氨甲蝶呤

氨甲蝶呤（MTX）在半个多世纪前，因其抗细胞增殖作用而进入肿瘤治疗领域。也就是说，这个药最初是用于抗肿瘤的化疗药物。在 20 世纪 80 年代初期，氨甲蝶呤被开发出另一种重要的药用价值，开始成为治疗类风湿关节炎（RA）的锚定药物。也就是说，对于类风湿关节炎，只要没有使用氨甲蝶呤的禁忌证，一般都首选使用氨甲蝶呤。

氨甲蝶呤是叶酸类似物，可竞争性抑制二氢叶酸还原酶，干扰 DNA 合成；氨甲蝶呤可以增加腺苷的释放，而腺苷是炎症的有效抑制剂，因此，氨甲蝶呤具有抗炎作用；氨甲蝶呤可以在多种细胞上发生多聚谷氨酸化，对胞内酶有多种重要的抑制作用，从而发挥长期的治疗作用；氨甲蝶呤还通过对转甲基反应的抑制，阻断 DNA、RNA、氨基酸和磷脂合成，进而发挥抗增殖作用。

氨甲蝶呤实现了从抗肿瘤到抗风湿的华丽转变，成为目前风湿科应用最广的药物之一。近几年来，在美国风湿科医生处方药用量中，氨甲蝶呤排名第一，是治疗类风湿关节炎的首选改善病情抗风湿药。2018 年中国类风湿关节炎诊疗指南推荐，类风湿关节炎患者一经确诊应尽早开始传统合成改善病情抗风湿药治疗，推荐首选氨甲蝶呤单用及作为联合治疗的锚定药物。此外，氨甲蝶呤也可用于治疗系统性红斑狼疮、血管炎、多发性肌炎/皮肌炎、风湿性多肌痛、银屑病关节炎、幼年特发性关节炎等其他风湿免疫性疾病。氨甲蝶呤可通过口服或非消化道（经皮下注射或肌内注射）方式给药，剂量和给药方式的调整须严格在专业医师指导下进行。

氨甲蝶呤属于免疫抑制类药物，在使用期间难免会有药物不良反应，常见的有恶心、腹泻、脱发、皮疹，少数出现骨髓抑制、听力损害和肺间质病变。为避免明显药物副作用，治疗前后都须严密监测。需要做到以下三个方面：①治疗期间应补充叶酸，尤其是大剂量使用氨甲蝶呤时；②治疗开始时定期监测血常规、肝功能、肾功能，用药剂量稳定后可逐渐延长监测时间；③需要备孕的患者，男女双方均须停用氨甲蝶呤至少 3 个月，且在妊娠期和哺乳期都需禁用氨甲蝶呤。

2. 柳氮磺吡啶

20 世纪 20 年代以前，风湿免疫病学家认为感染是类风湿关节炎发病的主要致病原因。当时，有科学家计划合成一种同时具有抗菌和抗炎的药物来治疗类风湿关节炎。在那个年代，磺胺类抗生素是抗菌界的"头牌"，水杨酸是抗炎药中的"经典"，将二者联合是否可实现"一箭双雕"的效果呢？于是，在 1938 年，斯德哥尔摩的 Svartz 在瑞典 Pharmacia 制药公司研制出具有双重作用的药物——柳氮磺吡啶（SSZ）。

柳氮磺吡啶自被人熟知，距今已经 80 多年了。这个合成药物是由 5 - 氨基水杨酸（5-ASA）和磺胺吡啶（SP）通过偶氮键结合而成的。因此，该药物在进入体内后，会被肠道分解为磺胺吡啶和 5 - 氨基水杨酸，其中，磺胺吡啶主要发挥较弱的抗菌作用，而 5 - 氨基水杨酸同时具有抗炎和免疫抑制的作用。

当时盛行的观点是类风湿关节炎由感染引起，因此柳氮碘吡啶一问世就立即加入类风湿关节炎治疗药物队伍中。除了针对类风湿关节炎，柳氮磺吡啶在炎症性肠病的治疗中也取得了不错的疗效。目前，柳氮磺吡啶已作为慢作用抗风湿药广泛应用于强直性脊柱炎、类风湿关节炎、银屑病关节炎等多种风湿病。

任何药物都有不良反应，对柳氮磺吡啶任何成分及对磺胺吡啶或水杨酸过敏患者应禁用柳氮磺吡啶。如果是长期服药，由于此药主要经肠道吸收，经肝脏代谢，因此恶心和上腹部不适是最常见的不良反应，可诱发头痛、皮疹、溶血性贫血、粒细胞减少及肝肾损害等，还可影响精子活力而致可逆性不育症。故肝肾功能损害患者，血小板、粒细胞减少者，缺乏葡萄糖 - 6 - 磷酸脱氢酶者，血卟啉症患者，肠道或尿路阻塞者都应慎用此药。

虽然柳氮磺吡啶已被应用了很多年，但并不意味着每位患者都了解这个药，故患者一定要在风湿科专业医师指导下进行使用，切勿私自用药停药。

3. 羟氯喹

1820 年，法国著名药学家 Pelletier 和 Caventou 成功从金鸡纳树皮中提炼出历史上最早的抗疟药——奎宁。奎宁成为当时治疗发热性疾病的首选药物。后来为了减少药物耐药性和毒副作用，科学家们又发明了毒副作用更小的羟氯喹（HCQ）。1944 年，羟氯喹作为一款新型抗疟药，走入人们的视野。

第二次世界大战期间，科学家们发现患有风湿病的士兵在使用羟氯喹后，不仅治好了发热，还明显地改善了皮疹和关节炎症状。这时，科学家们开始思考此药是否可以用来治疗风湿免疫病，然后就对此进行了系统的研究。

随着对其药理作用机制研究的深入，人们对其临床应用有了新的认识。羟氯喹不仅能稳定溶酶体、抑制酶的活性，进而抑制炎症介质的激活，而且能抑制中性粒细胞的趋化和浸润，并显著减少炎性细胞因子（如肿瘤坏死因子 $-\alpha$、白介素 -1 和白介素 -6 等）的产生，还可通过抑制成纤维细胞的生长和结缔组织的沉积进而抑制关节炎患者滑膜的增生。另外，羟氯喹可抑制抗原、抗体的相互作用及免疫复合物的合成，阻断 TLR9 的活化，还可减少紫外线对皮肤的伤害。

羟氯喹从抗疟药成功转型为抗风湿药，在系统性红斑狼疮、类风湿关节炎等很多风湿免疫疾病的治疗中发挥了重要的作用。目前，羟氯喹为系统性红斑狼疮治疗基础用药，且安全性良好，可用于控制妊娠期系统性红斑狼疮患者病情，减少不良妊娠结局的发生。

羟氯喹是临床应用中比较安全的药，其副作用与每日的最大剂量相关。绝大多数的副反应可自发缓解或在减少药量后消失。首先，常见的有胃肠道反应，多表现为厌食、胃烧灼感、恶心、呕吐和体重下降，偶有腹胀、腹泻及肝功能受损，还可见苔藓样、荨麻疹样、麻疹样和斑丘疹样的各种皮疹；其次，为神经系统症状，表现为偶有头痛、头晕、失眠和精神紧张；最后，是视网膜毒性，但其发生率相对较低，如能在治疗过程中应用合适剂量及定期进行眼科检查，可以避免不可逆的视网膜病变的发生。因此，与众多改善病情抗风湿药一样，在羟氯喹使用过程中需要注意对不良反应的严密监测。

4. 来氟米特

来氟米特也是常用的一种抗风湿药物。它常常被用于类风湿关节炎、系统性红斑狼疮等风湿免疫病的治疗，通过抑制细胞内的二氢乳清酸脱氢酶，从而抑制嘧啶合成，进而抑制免疫细胞的增殖。另外，来氟米特还可以作用在免疫炎症反应中的关键通路，如抑制酪氨酸激酶和 NF-κB 的活化过程，从而降低炎症反应。

来氟米特最常见的不良反应是腹泻，还有肝毒性，其心血管不良事件发生率也较高。同时，最需要大家关心的问题是，来氟米特在美国食品和药物管理局（FDA）的妊娠级别是 X 级，即在动物实验中，小剂量的来氟米特也有致畸和致胚胎死亡风险。因此，服用来氟米特的患者想要怀孕，必须要经过严格的药物洗脱治疗方可进行。

5. 环磷酰胺

环磷酰胺是一种双功能烷化剂及细胞周期非特异性药物，其通过干扰 DNA 及 RNA 功能，从而发挥免疫抑制作用。其实，环磷酰胺最早是用于对付肿瘤细胞的，它能够消灭肿瘤细胞，防止肿瘤细胞增殖。随着对环磷酰胺研究的不断深入，研究人员发现它其实是一种作用很强的免疫抑制剂。

临床上，环磷酰胺可以用于治疗重症的风湿免疫病，比如重症的系统性红斑狼疮、狼疮肾炎、坏死性血管炎、重症肌炎/皮肌炎等。环磷酰胺免疫抑制作用强，相对副作用也较大。一个很常见的毒副作用就是骨髓抑制。骨髓是我们身体内各种血液细胞的发源地，我们的造血功能、凝血功能、抗感染功能都与骨髓息息相关，一旦骨髓功能受到抑制，必然会影响血液细胞的生成。临床上常说的"三系减少"，即白细胞减少、血小板减少、红细胞减少，正是骨髓受抑制的结果。

另外一个较为常见的毒副作用是对生殖系统的影响，它会引起女性月经周期紊乱、闭经，引起男性精子减少，影响生育能力。同时，该药还会对孕妇腹中的胎儿造成影响，甚至造成畸胎，因此，妊娠期间应尽量避免使用该药。除此之外，在该药用量很大的情况下，还可出现心脏毒性，造成心脏功能不全，一旦出现，后果往往比较严重。此外，常见的胃肠道反应、脱发、皮疹及长期应用此药所导致的肿瘤也不应忽视。

6. 吗替麦考酚酯

吗替麦考酚酯是临床上一个很常用的免疫抑制剂。20 世纪 80 年代，有学者发现霉酚酸有免疫抑制作用，而 1995 年对吗替麦考酚酯（可在体内转换为霉酚酸）的研究成果应用于临床，主要用于防治器官移植后排斥反应。1998 年，吗替麦考酚酯上市后，在器官移植领域取得了巨大的成就。近年来，其在风湿免疫学界逐渐崭露头角，得到了广泛应用。吗替麦考酚酯在系统性红斑狼疮、狼疮肾炎、系统性硬化、血管炎、肌炎/皮肌炎等风湿免疫病中应用广泛、疗效显著。

吗替麦考酚酯在风湿免疫病的治疗中的机制是什么呢？首先，其要在身体里面转换成活性代谢产物霉酚酸，霉酚酸能够高效地抑制次黄嘌呤脱氢酶，阻断 DNA 的合成，从而阻断细胞的增殖。吗替麦考酚酯相对选择性地作用于淋巴细胞（一种免疫细胞），作用靶点更专一。

吗替麦考酚酯相对副作用比较小，耐受性较好，但价格并不便宜。吗替麦考酚酯常见不良反应为消化道症状，如恶心、呕吐、腹泻及腹痛等。当然，也有患者出现白细胞减少等反应。

7. 硫唑嘌呤

硫唑嘌呤是一种常见的抗风湿药物，在 1961 年正式作为免疫抑制剂应用于器官移植；随着大家对硫唑嘌呤的深入认识，硫唑嘌呤逐渐在风湿免疫病的治疗中崭露头角。硫唑嘌呤能够阻断嘌呤的合成，进而抑制 DNA 或核苷酸的生成，阻断免疫细胞的增殖，从而发挥免疫抑制作用。相对来说，硫唑嘌呤较多应用于结缔组织疾病，对关节炎性疾病的应用相对比较少。其对系统性红斑狼疮、皮肌炎、自身免疫性肝炎、重症肌无力等疾病均可取得良好的治疗效果。在治疗疾病的同时，我们不能忽略药物的副作用。硫唑嘌呤比较常见的副作用有：①骨髓抑制作用，表现为白细胞、血小板数量下降，一般来说，发生骨髓抑制是可能的，但是少数患者会发生严重的骨髓抑制；②肝脏毒性、消化道症状；③部分患者会出现脱发、皮肤发炎、长斑等症状。

8. 环孢素和他克莫司

环孢素最早应用于器官移植、骨髓移植患者中，可以说环孢素的应用是器官移植的一个里程碑。环孢素能很好地抑制移植术后的排斥反应。在20世纪70—80年代，环孢素在器官移植的临床应用挽救了成千上万的患者生命。随着环孢素在移植患者中的成功应用，其也逐渐受到风湿免疫科医生的关注。研究人员相继发现，环孢素对类风湿关节炎、系统性红斑狼疮等风湿免疫病有很好的治疗效果，环孢素因其强大的免疫抑制作用及比其他一般免疫抑制剂小的毒副作用，越来越受医生们的欢迎。

环孢素的作用机制也很简单：主要作用在钙调磷酸酶，通过抑制钙调磷酸酶的活性来抑制白介素–2（IL-2）的活化，而白介素–2是T淋巴细胞激活的关键作用因子。因此，环孢素通过抑制白介素–2来抑制T细胞的增殖，进而抑制免疫反应。

虽说环孢素副作用相对小，但不代表没有。环孢素主要的副作用有：①肝肾毒性，这也是环孢素最主要的副作用。但是，这种功能性的肝肾毒性通常不会引起永久性的肝肾损害，减量或停用后肝肾功能可以恢复。②高血压。一部分患者经环孢素治疗后可能发生高血压。老年患者尤其需要注意，患有高血压的患者要慎重用药。③和其他免疫抑制剂一样，环孢素可能会增加淋巴瘤和其他恶性肿瘤（特别是皮肤癌）的风险。④其他的副作用，如多毛、牙龈增生、胃肠道紊乱、感觉异常、震颤或头痛等，但减量或停用环孢素后，这些副作用通常可以消失。

他克莫司和环孢素一样，作用靶点都是钙调磷酸酶，但其作用比环孢素强100多倍，可以看作环孢素的加强版。其临床应用和环孢素类似。

9. 沙利度胺

沙利度胺又名"反应停"，研发之初，因被用于治疗妊娠恶心、呕吐等而为人们所熟知，但后来因为引发严重的海豹肢畸形儿事件（"反应停事件"）而一度被废用。随着人们对沙利度胺的深入认识，沙利度胺得以在临床重新"发光发热":不是用于减轻妊娠反应,而是用于抗炎症及风湿免疫病,如类风湿关节炎、强直性脊柱炎及白塞综合征等。

沙利度胺抗风湿的主要作用机制有:①"双向免疫调节"的作用,维持身体免疫平衡状态;②阻止细胞增殖及促进细胞凋亡;③通过抑制身体内多种细胞因子的作用来发挥抗炎等作用。

谈到沙利度胺的副作用,最大的危害就是已被人们熟知的致畸作用,但这是可以有效预防的。其他比较常见的副作用有周围神经病变(疼痛、感觉异常等),部分患者还会出现口干、便秘、直立性低血压等。

天天博士小贴士

通过抑制免疫系统发挥抗风湿的作用。

新曙光:生物制剂和小分子靶向药物 》》

近年来,随着科技的发展,尤其是基础免疫学和临床免疫学的飞速发展,越来越多的新药被应用于临床风湿免疫病的治疗。说到治疗风湿免疫病的新药,我们就不得不提到肿瘤坏死因子拮抗剂。

1. 肿瘤坏死因子拮抗剂

肿瘤坏死因子最早在肿瘤领域被发现。但是,随着后续研究的深入,发现肿瘤坏死因子在很多炎症性疾病和免疫学疾病中发挥重要作用。因此,阻断肿瘤坏死因子能够有效地控制免疫炎症反应。

20世纪80年代以前,类风湿关节炎患者关节部位炎症产生和持续的机制一直不详，从而很难开发有效的治疗方法，许多研究人员尝试改变这一现状。澳大利亚研究人员费尔德曼和肯尼迪国王学院类风湿关节炎研究所的迈尼合作，致力于类风湿关节炎的研究。研究者发现，肿瘤坏死因子在类风湿关节炎的发病中发挥重要的作用。他们做出了第一批人 - 鼠嵌合型肿瘤坏死因子的抗体，对 20 名类风湿关节炎患者进行试验，取得了很好的治疗效果。1998 年，美国食品和药物管理局批准了第一个肿瘤坏死因子抑制剂的临床应用，用于治疗类风湿关节炎，接着又批准多种肿瘤坏死因子抑制剂的临床应用。这让很多类风湿关节炎患者，尤其是晚期的类风湿关节炎患者看到了新的曙光。目前，肿瘤坏死因子抑制剂仍然是临床治疗类风湿关节炎的经典药物之一。

随着研究的深入，肿瘤坏死因子拮抗剂在强直性脊柱炎、银屑病关节炎、炎症性肠病（溃疡性结肠炎及克罗恩病）等疾病中得到了进一步的应用，并取得了很好的治疗效果。

2. 白介素 -17（IL-17）抑制剂

除了肿瘤坏死因子抑制剂，白介素 - 17 抑制剂同样在风湿免疫病的治疗中占有一席之地。

白介素 - 17 是一个家族，包括白介素 - 17A 到白介素 - 17F，该家族中最具代表性的成员是白介素 - 17A。既往很多研究发现，在出现感染或者肿瘤时，淋巴细胞等免疫细胞会分泌白介素 - 17A。在机体发生感染或损伤处，迁移过来的淋巴细胞会分泌白介素 - 17A。白介素 - 17A 一方面会诱导炎症因子及趋化因子的表达，从而吸引更多的免疫细胞到达炎症部位，加剧机体的炎症反应；另一方面，白介素 - 17A 还会诱导一些组织修复相关因子的表达从而加速机体的恢复。虽然白介素 - 17A 在宿主抗感染和组织修复过程中起到扩大免疫防御反应保护自身机体的作用，但是，在很多自身免疫病患者和肿瘤患者当中，白介素 - 17A 又是高表达的。由于它可以诱导很多炎症因子的表达，因此过高的白介素 - 17A 水平对疾病的病理发展起到恶化的作用。

全球首个且唯一全人源白介素 - 17A 抑制剂于 2019 年 4 月在中国上市以来，已先后获批用于经系统治疗及光疗无效的中重度斑块状银屑病和常规治疗疗效欠佳的强直性脊柱炎成年患者。此外，在欧洲、北美、日本等多个国家和地区获批用于儿童银屑病、脓疱型银屑病、银屑病关节炎、放射学诊断阴性脊柱关节炎。对于强直性脊柱炎，在症状改善方面，白介素 –17A 抑制剂可快速缓解患者背痛、关节疼痛、晨僵和疲劳等症状；在结构保护方面，可抑制新骨形成，阻止结构损伤。最重要的是，白介素 –17A 抑制剂临床研究及上市后真实世界数据显示，经白介素 –17A 抑制剂治疗的患者，尚无结核再激活，接受抗病毒预防者未发生乙型肝炎病毒再激活。

3. 白介素 –6（IL-6）抑制剂

白介素 –6 抑制剂在类风湿关节炎的发生发展中发挥了重要作用：①促进 B 细胞释放类风湿因子；②与 T 细胞和巨噬细胞相互作用，维持炎症因子释放和炎症状态的维持；③与成纤维细胞间接激活软骨细胞，参与软骨破坏。这些都是类风湿关节炎疾病的不良因素，影响疾病病情的轻重及复杂程度。除此之外，类风湿关节炎患者常见的贫血也是由白介素 –6 促进铁蛋白的释放，从而抑制食物铁的吸收及铁储备的释放，导致红细胞减少而引起的。

因此，白介素 –6 抑制剂在类风湿关节炎的治疗中扮演了非常重要的角色。尤其是在类风湿关节炎合并其他系统症状的患者中，有不错的疗效，如类风湿关节炎合并贫血、骨质疏松、心血管疾病及糖尿病等。

我们讲了那么多针对类风湿关节炎和强直性脊柱炎等关节炎的生物制剂，那针对系统性红斑狼疮有生物制剂吗？当然也有，比如针对 B 淋巴细胞刺激因子的抑制剂，在系统性红斑狼疮治疗中取得了不错的疗效。但是这类抑制剂在临床上市时间不长，还需要进一步临床真实世界研究结果的支持。

生物制剂虽说疗效好、见效快，但仍有一些问题需要注意：①一些患者有比较好的近期疗效，如控制关节炎的症状，但并不是所有的患者疗效都很好，有些患者的疗效可能不如预期；②并非应用一两次生物制剂就可以了，而是需要长期应用才能阻止病情的进展；③在应用生物制剂的时候，要配合一些传统的药物，才能维持其长期疗效；④免疫抑制作用较强，可能导致乙肝或结核感染风险增加，尤其是既往有过乙肝或者结核感染的患者，因此在使用这类药物前要检查有没有结核或者乙肝，对于既往感染过乙肝或者结核的患者，一定要谨慎使用；⑤有可能导致感染者、身体内有潜在的细菌感染者不能用；⑥价格比较贵，要考虑个人的经济承受能力；⑦有发生过敏反应的可能，因此一定要在医生的监护下在医院使用，切不可私自买药，擅自使用。

最近，除了抗肿瘤坏死因子类的生物制剂外，有一些新的生物制剂，如白介素 -6 抑制剂、抗 CD20 的生物制剂，也应用于风湿免疫性疾病的治疗中。

生物制剂疗效好，不良反应小，但也不能不按医嘱随便使用。这类药物需要经医生评估病情，在医生指导下规律、合理地使用，这样才能既发挥其最大效用，又避免其副作用和危险性。

最后提醒大家，任何药物在使用时都存在一定的风险，不要胡乱服用，在医生指导下用药是必要的，否则不但不能缓解症状，还会让自己的身体出现更多的问题。

除了生物制剂，很多风湿免疫学领域的科学家也致力于新的治疗方案的探索，比如栗占国教授发表的低剂量白介素 -2 治疗系统性红斑狼疮的研究结果。通过低剂量的白介素 -2 调控 T 淋巴细胞的平衡，让系统性红斑狼疮患者的 T 淋巴细胞恢复平衡，重建机体的免疫平衡，从而达到治疗系统性红斑狼疮的效果。而且，通过白介素 -2 治疗的患者，不会增加感染的风险，让患者的治疗更安全。除了系统性红斑狼疮，还有很多风湿免疫病正在尝试使用白介素 -2 治疗。期待未来低剂量白介素 -2 在更多的风湿免疫病中发挥治疗作用，让更多的患者受益。

天天博士小贴士

治疗风湿免疫病的药物有很多，没有最好的药物，只有最适合的药物。

类风湿关节炎：是"不死的癌症"吗 ▶▶

有这样一部分人，坐下就害怕站起时疼痛难忍，睡下就害怕起床时僵痛不止，刮风下雨时"哀嚎不已"，上下楼梯时愁容满面，全身上下的表现总结起来就一个字——痛！他们就是类风湿关节炎患者。类风湿关节炎这个号称"不死的癌症"的病又是怎样一种疾病呢？真的就是"不死的癌症"吗？其实不然，只要积极规律地治疗，类风湿关节炎是可以有效控制、完全缓解的。

正常情况下，人体关节腔内有一层滑膜，可以分泌少量关节滑液，以润滑及保护关节。而罹患类风湿关节炎时，滑膜发生炎症反应，大量炎症细胞浸润、聚积在滑膜，引起滑膜明显增厚、充血、分泌大量液体，导致关节出现积液、肿胀、疼痛。因此，类风湿关节炎是一种以关节滑膜炎为主要特征的慢性系统性自身免疫性疾病。滑膜炎持久且反复发作，导致关节内富有血管的肉芽组织从关节软骨边缘的滑膜向软骨面伸展，以至于将软骨完全破坏，蚕食一空，最终使上下关节面互相融合，形成纤维性关节强直，失去正常功能。不仅如此，关节附近的骨骼脱钙，引起骨质疏松，局部的肌肉和皮肤萎缩，关节本身畸形或脱位，最终导致关节残疾失用。

据估计，全国约有 500 万人患类风湿关节炎，男女比例大约为 1∶3，即女性患者数是男性的 3 倍，任何年龄段的人群皆有可能发病，但特别好发于 30 ~ 50 岁中年妇女。这个病的主要起因为身体内抵抗细菌病毒的免疫系统出现问题。类风湿关节炎患者的免疫系统不仅会杀死病菌，还会产生许多自体抗体，如类风湿性因子（RF）、抗环瓜氨酸肽（抗 CCP）抗体、抗角蛋白抗体（AKA）等，它们破坏了身体正常的组织，导致此病的产生。另外，寒冷潮湿、疲劳、营养不良、创伤、精神因素等常是本病的诱发或加重因素。

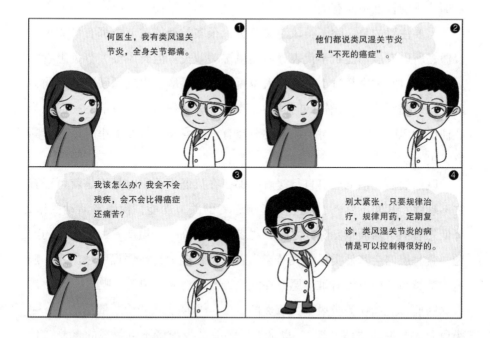

1. 早期"信号灯"：关节晨僵

当机体生病时，并不会傻傻地"坐以待毙"，而是会释放出某种"信号"来引起我们的注意，但早期类风湿关节炎患者可能会忽视一些提示性症状。某些患者往往买点"一贴就好"的膏药贴贴就完事了，这不但不能改善病情，反而掩盖了病情，耽误患者治疗，进一步加重病情。类风湿关节炎的早期表现，最明显的就是晨僵。它是早期类风湿关节炎患者最容易忽视掉的症状，但确实是体内最早发出的"求救信号"。

如果在早上起床时，手指等关节部位出现僵硬感，感觉整个手握不紧，甚至整个手关节都动不了，而且上述症状持续超过 30 分钟，就需要引起关注了，这很有可能是类风湿关节炎发出的一个"信号"，医学上称为晨僵。门诊患者常诉早上起来时双手不灵活，握拳困难，但活动后这种感觉就没有了。睡眠时关节不活动，产生的液体积聚在关节腔内，导致关节活动不灵活，即发生晨僵。当关节活动时，关节间的液体又被重新吸收，于是晨僵就消失了。关节僵直在晨起时明显，午后则会减轻。但是，有少数患者的晨僵症状并不明显，这可能与关节的病变程度、个体对疼痛发僵的感受程度不同有关。

需要注意的是，除了类风湿关节炎，很多类型的关节炎都有可能出现晨僵，所以有晨僵症状不代表患有类风湿关节炎。但类风湿关节炎患者的晨僵持续时间常常超过 1 小时。大家可以以清晨醒后出现僵硬感的时间为起点，以僵硬感明显减轻的时间为止点，计算晨僵时间。目前，一般认为晨僵出现 30 ～ 45 分钟对类风湿关节炎有诊断意义，持续 1 小时以上诊断意义更大。

既然晨僵在活动后可自行缓解，那么在晨僵不严重时是不是就可以置之不理呢？其实不然。晨僵主要影响患者的关节功能，使患者活动受限，降低患者的生活质量。除此之外，患者还会面临一个更严重、更现实的问题，就是晨僵会降低类风湿关节炎患者的工作能力，晨僵程度越严重，病退率就越高。毕竟没有谁会愿意在病痛缠身的时候被迫工作吧。

因此，晨僵作为类风湿关节炎的重要"早期症状和诊断依据之一，是类风湿关节炎的"信号灯"，也是类风湿关节炎患者不可忽视的重要"信号"。出现晨僵的患者应尽快到医院做全面检查，尽早诊断，才能有充足的时间来治疗类风湿关节炎。

2. 典型类风湿关节炎表现：对称的关节肿痛、畸形

虽然说晨僵是比较典型的症状，但是，我们临床遇到的很多患者都是关节疼痛才会想到去医院看看。不少类风湿关节炎患者，一开始只是出现手部多个关节的肿胀、疼痛、晨僵与活动受限。关节肿胀疼痛有个典型的特点，就是对称性，如左手大拇指关节痛，右手大拇指关节也会对称性的疼痛。随着病情的进展，逐渐出现双手持物无力、握力减退，并逐渐加重，在疾病晚期可出现不同程度的畸形。关节畸形，是类风湿关节炎病情进展的主要特点。关节畸形的种类繁多，部位不定，常表现为手指、足趾屈曲，呈爪形，肘关节、膝关节屈曲不能伸直等。这不仅影响美观，更重要的是还会影响关节功能，甚至导致残废。

（1）梭形肿胀。在关节破坏初期，类风湿关节炎患者可能只是出现关节梭形肿胀。这种肿胀最容易发生在掌指关节和近端指间关节的连接处，

因病变部位肿胀变形如梭子一样，两头小中间大，故称为梭形肿胀或梭形畸形。

（2）尺侧偏斜。类风湿关节炎的患者就诊时，医生经常会让其伸出双手瞧一瞧，其实这个时候就是在识别有没有出现类风湿关节炎导致的典型尺侧偏斜（又叫作"鳍形手"），这种表现最容易发生在类风湿关节炎患者的手指。出现尺侧偏斜主要是因为软组织松弛无力，除拇指外，其余四指的远端均以掌指关节为轴心，向小指一侧偏斜，导致手呈"之"字形。

（3）"天鹅颈"样畸形。"天鹅颈"样畸形，虽然听起来唯美，可其背后的含义却令人心酸。掌指关节屈曲，近端指间关节过伸，远端指间关节屈曲，从侧面看上去，就像天鹅的颈部，故称为"天鹅颈"样畸形。此时的手指已经僵硬变形，根本无法进行正常活动。

（4）纽扣花样畸形。纽扣花样畸形又叫作"纽扣指"，主要表现为近端指间关节失去主动伸直能力，并固定于屈曲位，远端指间关节过伸。试想，一个关节都弯成"纽扣"了，那还能正常活动吗？一般看到这样的手指畸形，说明病情已经进展为中晚期，而且是不可逆的了。

（5）掌指关节骨性膨大。类风湿关节炎患者因为长期的滑膜炎症，掌指关节会明显增大，而其他部位的关节相对来说则比较小。掌指关节脱位会引起指关节出现杵状改变，所以又叫作类风湿杵形指。这是由关节处急性滑膜炎、关节脱位、关节融合等多个因素引起的骨性膨大，在类风湿关节炎晚期患者中较为常见。掌指关节骨性膨大往往与手指尺侧偏斜一起出现。

这里介绍了类风湿关节炎几种比较常见的关节畸形类型，但除了关节畸形，其他一些关节症状也可提示类风湿关节炎患病的可能。如类风湿关节炎引起的关节肿痛多呈对称性，常侵及双手指关节、腕关节、肩关节、趾间关节、踝关节及膝关节等。另外，其他症状还包括不同程度的关节红、肿、热、痛及活动障碍。而且，当炎症加剧时，关节积液及肿胀会更明显，出现整日关节肿痛，以清晨关节疼痛最显著，以致患者不能活动。经过一段时间，会有越来越多的关节出现对称性疼痛、肿胀及晨僵。常表现为一对关节的炎症尚未完全缓解，而另一对关节又出现炎症。此外，患者还会有受累关节周围肌肉萎缩、软弱无力，甚至连上楼、拿两三斤重的物品或开门都感到困难。此外，此病也常侵犯颈椎，致枕部头痛，尤其在颈部屈曲时间过长时更明显，主要表现为头向肩部旋转活动时头痛加剧，肩或臀部感觉异常。同时，胸锁关节及胸骨柄关节也常受累，表现为局部肿胀、疼痛及压痛。此时很多朋友会误以为自己是颈椎病、坐骨神经痛等"老毛病"犯了，其实，当发现自己逐渐手脚欠利索、关节出现变形时，就要警惕是否有类风湿关节炎。

3. 类风湿不仅是关节炎，小心关节外症状

如果你觉得类风湿性关节炎只是会出现关节痛，那就是大错特错了。类风湿关节炎是一类慢性全身性自身免疫病，因此，类风湿关节炎还有关节外其他症状，其中比较常见的是皮下结节、类风湿性血管炎、类风湿性心脏病、类风湿性肺病、肾脏损害、眼部表现、费尔蒂综合征及消化道损害等。

（1）皮下结节。多达20%～35%的类风湿关节炎患者在其病程的某个时候会出现可触及的结节。结节常位于受压部位（如肘关节附近），也可以出现在体表任何部位，甚至出现在脏器内（如肺内），有结节的患者几乎都存在类风湿因子阳性。大多数皮肤结节无须特殊治疗。对于疼痛性结节、妨碍关节活动的结节或影响神经的结节，局部注射强效糖皮质激素和局部麻醉药的混合剂可使结节消退，很少需要手术切除皮肤结节，一般在类风湿病情得到控制后皮下结节也会慢慢消退。另外，类风湿所引起的皮肤改变除了皮下结节，还有肉芽肿性皮炎等。因此，在看到皮下结节时，除了要去皮肤科就诊，还要记得去风湿免疫科咨询。

（2）类风湿性血管炎（RV）。类风湿性血管炎是一种少见的严重并发症，常发生于病史较长尤其是长达10年以上的类风湿关节炎患者。它可发生在疾病过程中的任何阶段，往往预后不佳。从临床角度来看，患者常有严重的关节毁损及其他关节外表现。类风湿性血管炎与类风湿结节存在明显相关性，许多类风湿性血管炎患者都伴发类风湿结节。一些血清标志物的升高，如C-反应蛋白和红细胞沉降率，以及慢性病贫血和血小板增多症都与血管炎的发生有一定的相关性。血管炎可累及全身所有的血管，

包括脑血管、肠系膜动脉及冠状动脉等，临床表现也多种多样，可表现为肢端坏疽和缺血性溃疡、血管炎性神经病变，也可累及多种内脏血管。另外，肠道出血和穿孔、多发性单神经炎的类风湿性血管炎患者也会提示血管病变重且广泛。

（3）类风湿性心脏病。类风湿关节炎是多种心血管疾病发生的独立危险因素，其风险增加1.5倍。心包为覆盖在心脏表面的膜性囊，类风湿性血管炎中常见的心脏表现之一就是心包炎，常发生在患有活动性类风湿关节炎和出现其他关节外症状的男性患者中。其他常见的心脏表现有肉芽肿性心肌炎、间质性心肌炎。另外，类风湿性血管炎患者充血性心力衰竭（CHF）的发生率也会增加，这也是导致患者死亡的主要原因。越来越多的证据表明，心律失常在风湿性关节炎患者中也较为常见。与一般人群相比，类风湿性血管炎患者中慢性炎症的存在可使出现瓣膜结节的风险增加10倍以上。此外，类风湿性血管炎还可合并淋巴阻塞、心脏淀粉样变性等疾病。

（4）类风湿性肺病。类风湿关节炎患者可出现肺部任何一个解剖结构的受累，包括气道（支气管炎、支气管扩张）、血管（肺动脉高压、血管炎）、胸膜（胸腔积液、气胸、肺气肿）、实质（类风湿结节、间质性肺病、机化性肺炎）。另外，一些药物因素及机会性感染等也可导致类风湿性关节炎患者出现肺部受累，不同程度地表现为胸腔积液、肺泡出血、间质性肺病、肺动脉高压等，其中最为常见且严重的为间质性肺病。间质性肺病的常见症状为咳嗽、气喘及进行性加重的呼吸困难，活动后明显，并伴有不同程度的疲劳感。由于间质性肺病的不可逆性，绝大多数病程持续进展，晚期患者往往出现呼吸衰竭、肺动脉高压等，严重者可导致死亡。因此，反复咳嗽不愈，除了排除呼吸系统相关肺病，还需要排除风湿免疫病的可能。

（5）贫血。类风湿患者的血常规结果往往提示轻到中度的贫血。确实，超过一半的类风湿关节炎患者会出现贫血，并且典型的类风湿关节炎贫血为慢性病性贫血，如小细胞低色素的贫血。缺铁性贫血约占类风湿关节炎贫血的25%，这与类风湿关节炎患者的铁代谢障碍有关。当然，类风湿关节炎也可以合并其他类型贫血，包括单纯红细胞再生障碍、自身免疫性溶血性贫血，这些均与类风湿关节炎的免疫功能缺陷直接有关。偶尔也可见巨幼细胞贫血，而且叶酸缺乏所致的贫血较维生素 B_{12} 缺乏所致的更常见。导致贫血的原因可能有：低铁血症和铁利用障碍，巨噬细胞摄取增加，释放减少；肠黏膜吸收减少；铁在肝、脾等脏器积聚；红细胞寿命缩短；等等。此时需要补铁改善贫血吗？未必需要。在类风湿病情得到相应控制以后，血红蛋白一般会逐渐恢复正常，因此，最重要的治疗就是控制原发病。

4. 类风湿关节炎－粒细胞减少－脾大三联征（费尔蒂综合征）

1932 年，Hanrahan 把具有类风湿关节炎、粒细胞减少和脾大的三联征称为费尔蒂综合征，又称为晚发型类风湿关节炎、类风湿关节炎脾肿大综合征、关节肝脾综合征或类风湿关节炎－粒细胞减少－脾大综合征，它是类风湿关节炎的一种少见特殊类型。部分类风湿关节炎患者可合并脾肿大，伴有中性粒细胞减少，部分还存在溶血性贫血、淋巴细胞减少、血小板减少等。费尔蒂综合征的主要临床表现包括脾大、肝大（多为轻度）、淋巴结病、体重下降、类风湿结节、干燥综合征、小血管炎（如肢端溃疡、紫癜等）、周围神经病、巩膜炎、门静脉高压等。其中，小血管炎较常见，常出现肢端溃疡、紫癜等，皮肤感染后可并发溃疡，通常位于小腿胫前及踝部，且溃疡较深。本病症少数可自然缓解，在几年内可无症状，但自愈的可能性极小。若发现有无法解释的白细胞降低、脾大及较多的关节外表现，并且存在贫血、高滴度的类风湿因子、高球蛋白血症，应考虑发生此病的可能。

5. 类风湿性关节炎如何诊断？

如何诊断、明确是否患有类风湿关节炎？一种疾病的诊断，按道理说仅属于医生该掌握的知识，但是，患者朋友们了解得越多，对自己的病情就越清楚，治疗起来也就更容易接受和配合。1987 年美国风湿病学会所修订的诊断标准，对本病诊断的敏感性及特异性均在90%以上，为目前广泛采用的诊断标准。具体诊断条件是：①早晨关节僵硬至少持续 1 小时；②3 个或 3 个以上关节肿胀；③腕关节、掌关节或近端指间关节肿胀；④

对称性关节肿；⑤手部关节 X 光片上的变化（表现为关节及其邻近骨的骨质疏松和关节间隙的狭窄）；⑥皮下结节；⑦类风湿因子阳性。其中，①项至④项应持续 6 周或 6 周以上。符合以上条件中的 4 条及以上者即可诊断。

另外，为了更好地早期诊断类风湿关节炎，2009 年，美国风湿病学会跟欧洲抗风湿病联盟提出类风湿关节炎新分类标准草案。此后，经各国专家讨论，于 2010 年就新标准达成了共识。根据表 1 的标准判断，关节累及得分不低于 6 分，就可以诊断类风湿关节炎。

表 1　类风湿关节炎分类标准

分类		评分
关节受累 （0～5 分）	1 个大关节	0
	2～10 个大关节	1
	1～3 个小关节	2
	4～10 个小关节	3
	超过 10 个关节（包含超过 1 个小关节）	5
血清学 （0～3 分）	RF 和 ACPA 均阴性	0
	超过 1 项低滴度阳性	2
	超过 1 项高滴度阳性	3
滑膜炎持续时间 （0～1 分）	少于 6 周	0
	超过 6 周	1
急性相反应物 （0～1 分）	CRP 和 ESR 均正常	0
	超过 1 项异常	1

注：总分不低于 6 分即明确的类风湿关节炎。
　　大关节：肩关节、肘关节、髋关节、膝关节、踝关节。
　　小关节：腕关节、掌指关节、近端指间关节、第 2—5 跖趾关节和拇指指间关节。
　　RF：类风湿因子；ACPA：抗环瓜氨酸多肽抗体。
　　CRP：C‐反应蛋白；ESR：血沉。

6. 各种关节炎，一招来分辨

关节炎是一类由各种因素导致的累及全身各个关节，引起关节疼痛、肿胀、活动障碍的疾病。风湿免疫科常见关节炎除类风湿关节炎外，还有脊柱关节病、风湿热、感染性关节炎、成人斯蒂尔病、系统性红斑狼疮、干燥综合征、痛风性关节炎、骨关节炎、骨质疏松症、代谢性骨病等引起的关节炎。这么多种关节炎，我们该如何鉴别呢？其实，每种关节炎都各具特点，这些特点有助于我们分辨各种关节炎。前文已经详细地讲解了类风湿关节炎的特点，这里就不再赘述了。

（1）类风湿关节炎。类风湿关节炎的基本病理改变是滑膜炎和血管炎。类风湿关节炎患者的主要关节表现包括晨僵、关节痛、关节肿胀及关节畸形。早晨起床后关节及其周围出现僵硬感，称为晨僵，持续时间超过1小时者意义较大。当发生病理改变时，患者会出现多关节痛，常出现在腕、掌指、近端指间关节，多呈对称性、持续性。关节肿胀则多由关节腔内积液或关节软组织炎症引起。较晚期患者还会出现关节畸形。除关节症状外，类风湿关节炎患者还会表现为关节外的症状，主要包括皮下结节、类风湿性血管炎，以及全身多系统的病理改变。

（2）强直性脊柱炎。强直性脊柱炎是一组以骶髂关节、脊柱外周关节和肌腱附着点等部位的炎症为特征的疾病，病理变化主要集中在肌腱端周围和韧带附着于骨的部位，而不在滑膜，也可发生在眼睛、主动脉瓣、肺实质和皮肤等部位。典型的症状为：夜间或晨起腰背部、臀部僵硬酸痛不适，休息后症状加重，活动后症状缓解。强直性脊柱炎还有一个特征，就是具有家族聚集倾向，因为其与基因 *HLA-B27* 密切相关。

（3）痛风性关节炎。痛风性关节炎最直接的原因是血尿酸水平太高，尿酸在关节局部沉积。临床上常可见到的痛风性关节炎发作，往往与患者饮酒、食用海鲜、长途步行、关节扭伤、关节受凉、过度活动等因素有关。痛风性关节炎的症状往往也表现在第一跖趾关节上。痛风性关节炎急性发作的典型症状为：单个关节红肿热痛，最常累及踇趾、脚背、踝关节及膝关节。

（4）骨关节炎。骨关节炎的基本病理改变为：多种致病因素（创伤、负重等）引起的进行性关节软骨变性、破坏和丧失，以及关节软骨和软骨下骨边缘骨赘形成。主要临床表现包括关节疼痛和活动受限。前者早期表现为：关节活动时出现疼痛酸胀，休息后可减轻，一般为间歇性疼痛；疼痛逐渐加重，呈持续性，夜间可痛醒。受累关节被动活动可诱发疼痛，可有关节僵化现象，即关节从静止到活动的过程中有一段不灵活的时间，在晨起或久坐后感觉关节活动不灵活，站立行走时需要站立片刻并缓慢活动一会才能迈步。

除了上述的关节炎，还有很多风湿免疫病会有关节炎表现，如反应性关节炎、感染性关节炎等。关节炎是在临床上看似简单，其实是非常复杂的一大组病变，对其鉴别诊断常常困扰着临床医生。因此，医生要了解各种关节炎的表现特点，以尽早识别真正的疾病。

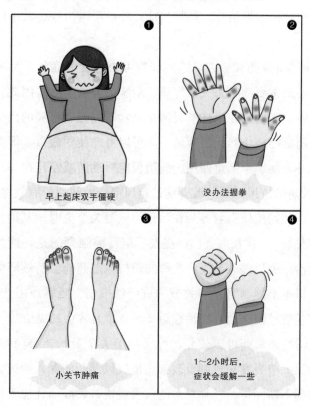

❶ 早上起床双手僵硬

❷ 没办法握拳

❸ 小关节肿痛

❹ 1~2小时后，症状会缓解一些

7. 赢在起跑线——类风湿关节炎早期治疗

类风湿关节炎治疗的关键在于"早",不仅要发现早、诊断早，还要治疗早。早期强化治疗、实现达标治疗是类风湿关节炎的治疗原则。早期强化治疗是指快速地实现治疗目标，尽可能缩短达到疗效的时限。而达标治疗中的"标"是指达到病情缓解，即在一定时间内将炎症或病情活动度降至较低水平或达到临床缓解。研究表明，类风湿关节炎在发病最初 1 ～ 2 年内进展较快。发病后 6 个月内为类风湿关节炎治疗最佳的窗口期，若能在此阶段及时采取积极有效的干预，则可以明显改善类风湿关节炎患者的临床预后。

类风湿关节炎治疗的总目标是控制关节炎的发展，防止和减少关节的破坏，保持受累关节的功能，促进已破坏关节的骨修复。目前类风湿关节炎治疗措施包括一般性治疗、药物治疗、外科手术治疗，其中以药物治疗最为重要。

1）非甾体抗炎药和激素。这类药物可快速缓解症状。类风湿关节炎患者就诊时的最主要症状是关节疼痛、酸胀、僵硬不适，因此，迫切需要解决的就是疼痛问题。非甾体抗炎药是最常用的控制疼痛的药物。若使用非甾体抗炎药后疼痛仍然无法缓解，则可以考虑使用激素。但需要注意的是，激素最好短期、小剂量使用，病情稳定后逐渐减停药物。

2）改善病情抗风湿药。改善病情抗风湿药可快速、有效地控制病情。非甾体抗炎药和糖皮质激素等药在治疗类风湿关节炎时，其消炎止痛作用可谓"立竿见影"，这在前文已经提及，但需要强调的是，这类药物并不能从根本上治疗类风湿关节炎。改善病情抗风湿药能够持续降低患者疾病活动度，从根本上抑制组织和关节的进行性损伤，延缓或阻止病情发展。但该类药物起效较慢，通常在治疗后 2 ～ 4 个月才会初见成效。

改善病情抗风湿药可以说是治疗类风湿关节炎的核心药物。近年来，随着对类风湿关节炎发病机制及改善病情抗风湿药的深入研究，新型改善病情抗风湿药不断问世，林林总总的改善病情抗风湿药让患者的治疗有了更多选择。那么，患者该如何选择适合自己的那一种呢？2016 年，欧洲抗风湿病联盟（EULAR）指南将改善病情抗风湿药分为三类：传统合成改善病情抗风湿药、生物制剂改善病情抗风湿药（bDMARDs）及靶向合成改善病情抗风湿药（tsDMARDs）。

（1）传统合成改善病情抗风湿药。此为类风湿关节炎治疗中不可或缺的一类经典药物，虽然这类药物的化学结构和药理作用机制不太相同，但临床药理学特征比较相似，起效较慢，一般用药数周乃至数月后，症状和体征逐渐减轻。代表药物有氨甲蝶呤、柳氮磺吡啶、来氟米特（LEF）等。

A. 氨甲蝶呤。2010 年的欧洲抗风湿病联盟关于类风湿关节炎的治疗指南提出，氨甲蝶呤应作为类风湿关节炎一线起始治疗策略之一。可以说，氨甲蝶呤就是治疗类风湿关节炎的锚定药物，只要没有药物禁忌证，一般推荐首选氨甲蝶呤。

氨甲蝶呤是一种抗叶酸代谢产物的免疫抑制剂，是治疗类风湿关节炎、幼年特发性关节炎及银屑病关节炎的重要基础药物。其作用机制为干扰细胞 DNA 的合成过程，从而起到抗炎和抗增殖的作用。小剂量氨甲蝶呤作为早期类风湿关节炎单药治疗的首选方案，具有很强的抗炎作用，并且其价格低廉、服用方便。然而，"是药三分毒"，氨甲蝶呤的不良反应也很多。常见的不良反应包括胃肠道不适、口腔炎、食欲减退及肝功能损害，偶尔会出现骨髓抑制、肺纤维化等。尽管使用氨甲蝶呤不影响生育能力，但孕妇使用氨甲蝶呤会增加新生儿缺陷的风险。因此，此药虽好，但并不适用于所有人群。

B. 柳氮磺吡啶。柳氮磺吡啶属于磺胺类抗菌药，药物中的 5 - 氨基水杨酸与肠壁结缔组织结合后较长时间停留在肠壁组织中，亦能起到免疫抑制作用。这也是目前治疗类风湿关节炎的一线药物。临床常见不良反应包括胃肠道反应、皮疹、头痛等，偶尔会出现肝肾损害、血小板减少症等。需要强调的是，对磺胺过敏者不能服用该药物。

C. 来氟米特。来氟米特属于抗增殖活性的异噁唑类免疫调节剂，是美国食品和药物管理局批准的第一个口服治疗类风湿关节炎药物，我国来氟米特的使用率仅次于氨甲蝶呤的。该药通过抑制 T 细胞增殖，减少自身抗体的产生，抑制免疫反应。来氧米特还具有抗炎作用，能有效降低疾病活动度，控制病情进展，阻止骨质破坏，减少致残风险，改善患者的生活质量。但和其他传统改善病情抗风湿药一样，其副作用主要有胃肠道反应、皮疹、可逆性脱发，以及一过性肝消化酶升高和白细胞下降等。尤其需要注意的是，备孕者及孕产妇禁止使用该药。

（2）生物制剂改善病情抗风湿药。生物制剂改善病情抗风湿药用于治疗风湿免疫病，是一个重大突破，可让不适合使用传统改善病情抗风湿药治疗的类风湿关节炎患者有了更多的选择。2013 年的欧洲抗风湿病联盟指南推荐，将生物制剂改善病情抗风湿药用于治疗对氨甲蝶呤及其他传统合成改善病情抗风湿药反应不佳或无法耐受的中至重度类风湿关节炎患者。生物制剂改善病情抗风湿药主要包括肿瘤坏死因子－α 抑制剂、白介素－6 抑制剂、共刺激因子调节剂阿巴西普等。

A. 肿瘤坏死因子－α 抑制剂。在我国，治疗类风湿关节炎应用最早、最多的生物制剂是肿瘤坏死因子－α 抑制剂。肿瘤坏死因子－α 是炎症反应中核心的细胞因子，肿瘤坏死因子－α 抑制剂通过与肿瘤坏死因子－α 的特异性结合来阻断炎性因子与受体的结合，使肿瘤坏死因子－α 的炎性作用无法发挥，打破类风湿关节炎恶性炎症循环，达到持续缓解病情的目的。肿瘤坏死因子－α 抑制剂还具有降低类风湿关节炎患者疾病活动度、阻止骨质破坏的作用。与传统改善病情抗风湿药相比，肿瘤坏死因子－α 抑制剂治疗类风湿关节炎患者起效更快、作用更强，但价格较贵。不过，随着国家医疗保险政策的改革和调整，目前肿瘤坏死因子－α 抑制剂价格已经降低不少。但是，有少部分患者在使用肿瘤坏死因子－α 抑制剂后会产生一定程度的耐药性，以致越到病程后期药物对病情的控制效果越差。此外，肿瘤坏死因子－α 抑制剂也可能会引起慢性炎性皮肤病、充血性心力衰竭及皮疹等不良反应。

B. 白介素－6 抑制剂。白介素－6 是一种多功能细胞因子，具有调节免疫应答、急性期反应及造血等功能，可刺激 C－反应蛋白和纤维蛋白原产生并引起炎症，在类风湿关节炎发病中发挥重要作用。白介素－6 抑制剂能与可溶性和膜结合白介素－6 受体特异性结合，起到迅速有效抗炎、阻止骨质破坏的作用，且可能对肿瘤坏死因子－α 抑制剂反应欠佳的患者有效，对活动性类风湿关节炎患者也有较好的疗效。

C. 共刺激信号调节剂。近年来研发的比较新型的生物制剂——共刺激信号调节剂（如阿巴西普），可以调控抗原特异性 T 淋巴细胞的功能，有效改善类风湿关节炎患者的症状和体征，被美国食品和药物管理局批准用于类风湿关节炎、银屑病、幼年特发性关节炎的治疗，并已申请在中国上市治疗活动性类风湿关节炎，适用于使用一种或多种改善病情抗风湿药（如氨甲蝶呤、肿瘤坏死因子－α 抑制剂）治疗但应答不足的中重度活动性类风湿关节炎成年患者，可延缓疾病带来的结构性损伤进程，减轻患者症状，改善患者身体机能。其不良反应主要有头痛、上呼吸道感染等，但大多症状轻微。

（3）靶向合成改善病情抗风湿药物。时代在发展，科技在进步，靶向小分子药物的研究及应用已成为当前一类最新的类风湿关节炎治疗策略。目前，该类药物中的 JAK 抑制剂已成功应用于临床。2016 年欧洲抗风湿病联盟指南建议，可将托法替布列为与肿瘤坏死因子－α 抑制剂、白介素－6抑制剂等生物制剂地位相当的治疗药物。

JAK 抑制剂是一类全新的类风湿关节炎口服靶向新药。研究发现，JAK 激酶细胞信号传导通路在多种炎症疾病（如类风湿关节炎、皮肤性疾病）的发病机制中发挥着重要作用。JAK 抑制剂可阻断该通路，从源头上阻断炎症的进展。其有效性和安全性与生物制剂相似。

综上所述，不同种类的改善病情抗风湿药具有各自的优缺点，具体选择哪种改善病情抗风湿药，还需要结合患者病情、家庭情况、经济状况等多方面因素，综合考虑，合理选择。

3）外科手术治疗。当疾病进展到内科治疗无效时，常常需要外科手术的干预，如类风湿关节炎所致的关节强直、畸形等，这些手术措施通常包括关节置换和滑膜切除手术。前者适用于较晚期关节有畸形并失去功能的类风湿关节炎患者，后者虽然可以使病情得到一定的缓解，但当滑膜再次增生时病情就趋于复发，因此，手术必须同时应用改善病情抗风湿药为主的内科治疗。

8. 类风湿关节炎常见误区

（1）类风湿关节炎是"不死的癌症"。很多人说得了类风湿关节炎就是得了"不死的癌症"，关节肿胀、疼痛、失用，一辈子都很痛苦，生不如死。其实，这些都是对类风湿关节炎的不正确认识。只要规律治疗、定期复诊，类风湿关节炎可以控制得很好，大部分风湿关节炎患者都可以像正常人一样生活、工作、学习。

（2）类风湿关节炎乃因"湿气太重"。很多人认为，"风湿"就是"湿气太重"引起的，要少沾水，特别是冷水，不能手洗衣服、不能游泳、不能吹空调等。其实，风湿免疫病可发生在各种气候环境中，潮湿环境中类风湿关节炎的发生率会高些，可能会加重病情，但主要与患者的自身免疫功能相关。

（3）类风湿性关节炎是老年人的"专属"。类风湿关节炎在中青年女性中常见，但不代表别的年龄段就没有。不同年龄段的人，包括儿童都会患类风湿关节炎。

（4）"祖传秘方"能根治类风湿。一些所谓"祖传秘方"，宣称可以用纯中药根治类风湿关节炎。如果患者服用后症状迅速缓解，停药后很快复发，就说明药里面可能含有糖皮质激素和大量止痛药成分。这虽然能迅速解决患者当时的疼痛，但盲目滥用往往会导致更为严重的副作用，使后续治疗更为棘手。

（5）类风湿关节炎是治不好的，"十有八九都得残"。尽管多数风湿病难以根治，但绝大多数的类风湿关节炎患者只要能早期诊断，抓紧时机给予规范治疗、系统用药，是能够有效避免残疾并提高生活质量的。但是，如果放任不管，类风湿关节炎致残率确实很高。

（6）治疗类风湿一定会应用激素。激素是一把"双刃剑"，只有在专科医生的指导下，科学使用激素，才能达到治疗目的。用对了是"药"，用错了就是"毒"。

（7）类风湿患者一辈子都不能运动。预防风湿免疫病，患者更需要加强锻炼、避免感染、注意保暖、保持心情愉悦等。早发现、早诊断、早治疗，可以让大多数患者回归正常的工作及生活。出现关节病变的患者应在急性期尽量制动休息，避免过度负重劳动。总的来说，各个患者体质不同、疾病症状不同、同种疾病的发作期和缓解期也不同，锻炼康复应随之有所不同。在身体条件允许的情况下，建议进行适当的运动。

9. 改善类风湿关节炎预后，康复锻炼来辅助

生命在于运动，康复亦在于锻炼。对于类风湿关节炎患者来说，锻炼可以加快身体的康复，保持关节的功能，预防肌肉萎缩等症状的出现。并非民间传言的得了类风湿关节炎就一定要休息，不能锻炼了。但是，出现关节病变的风湿免疫病患者，在急性期应尽量制动休息，避免过度负重劳动。类风湿关节炎患者的锻炼，主要包括功能康复性锻炼和身体素质锻炼。其中，功能康复性锻炼有些需要在康复医师的指导下进行，有些则是患者日常生活中的习惯性锻炼，比如关节功能的保持，这就需要患者保持自觉和持之以恒的态度。在治疗过程中，有些患者由于缺少功能锻炼，可能会逐渐失去正常生理功能，此时追悔也无济于事了。

有些类风湿关节炎患者常常抱怨，是药物的副作用让自己的抵抗力降低了，变得容易感冒。他们往往不知道，身体素质的降低还与个人的运动量降低有关系。类风湿关节炎患者不愿意锻炼身体，懒得运动，不仅会降低能量的消耗和转化，增加肥胖的概率，而且会降低心肺等重要脏器的功能。

因此，进行身体素质锻炼，是一个需要严肃对待的康复问题。类风湿关节炎的病损部位主要在关节系统，因此无论哪方面的锻炼，都需要循序渐进、量力而行。在疾病活动期，患者需要咨询相关医生以获得专业的锻炼指导意见。而乐观向上的心理状态，是建立积极的康复锻炼和行动的保障。

面对类风湿关节炎这一"劲敌"，最重要的是树立信心，坚信我们有能力将其打败。

天天博士小贴士

类风湿关节炎治疗药物有很多种，但是必须在医生指导下使用。

系统性红斑狼疮："红颜杀手" ⟫

中国网络写手"痞子蔡"的作品《第一次亲密接触》中的女主角，最后因为系统性红斑狼疮这个疾病而去世了。

在现实中，中国的系统性红斑狼疮患者数量已超过百万。这个熟悉又陌生的疾病，好发于育龄期女性，因而被称为"红颜杀手"。既往人们对系统性红斑狼疮患者的认识不够，所以系统性红斑狼疮的死亡率较高。但是，随着风湿免疫科的发展及基础免疫学的发展，人们对系统性红斑狼疮的认识越来越深入，系统性红斑狼疮患者的生存率显著提高，绝大部分患者可以正常工作、学习、生活、结婚、生子。

系统性红斑狼疮是一种慢性进展性的自身免疫性疾病，主要以多种自身抗体产生和累及肾脏、皮肤、血液、神经等多个系统为主要特征。据相关文献报道，系统性红斑狼疮的发病率和患病率差异均较大，不同性别、不同地区和不同种族之间的系统性红斑狼疮发病率和患病率也不尽相同。大部分系统性红斑狼疮患者在 15 ～ 64 岁发病，且以女性为主，男女比例约为 1：9。

狼疮的英语"lupus"来源于拉丁语，于 19 世纪前后出现在西方医学中。部分系统性红斑狼疮患者的面部或者身体其他部位，会反复出现特征性的"蝶形红斑样"的皮肤损害，有的还会在红斑样皮肤病变基础上出现萎缩、瘢痕、色素改变等表现，导致面部变形，甚至有毁容的可能，看上去就像被狼咬过。19世纪中叶，Cazenave医生正式使用"红斑狼疮"这一医学术语。随后，人们发现这个疾病不单单表现为红斑样的皮肤损害，还会出现全身多个器官损害，因此就有人称之为系统性红斑狼疮。甚至有一种说法——"Lupus can do everything."（狼疮无所不为），可见系统性红斑狼疮对人类身体造成的破坏极大。

系统性红斑狼疮是机体的免疫系统出现异常所导致的一种自身免疫性疾病。简单来说，我们身体的免疫系统就像"健康卫士"，当有细菌、病毒等"外敌"入侵身体时，我们的身体就会自动拉响警报，免疫系统就会被动员起来，把这些"外敌"消灭。然而，当机体的免疫系统出现异常激活的情况时，就会出现一些"异常分子"——致病性T细胞、B细胞等免疫细胞，它们异常活化、增殖，从而导致多种炎症介质、细胞因子和自身抗体的产生。这些自身抗体"敌我不分"，攻击人体正常的组织器官，如皮肤、关节、脏器等多方面系统，从而导致系统性红斑狼疮这个疾病的发生及发展。因此，系统性红斑狼疮的罪魁祸首是身体异常激活的免疫反应。

除了这一罪魁祸首，还存在一些"帮凶"。紫外线是目前比较明确的系统性红斑狼疮诱发因素之一。紫外线可以诱导细胞中DNA断裂，改变基因表达或导致细胞凋亡和坏死，从而激活异常的免疫系统应答。这就是系统性红斑狼疮患者晒太阳后会出现红斑样皮肤损害的原因。因此，系统性红斑狼疮患者应该尽量避免暴露在阳光或者紫外线下。吸烟也是系统性红斑狼疮的诱发因素之一，系统性红斑狼疮患病的风险与吸烟的剂量有关。还有一些病毒、细菌感染，比如EB病毒感染等，甚至一些食物，比如苜宿芽及含有刀豆氨酸的发芽食物等，都可能诱发系统性红斑狼疮。在临床上，某些药物也可以诱发系统性红斑狼疮，如肼屈嗪、普鲁卡因胺等。当然，这种由药物引起的药物性狼疮在停药后一般是可以恢复的。

1. 系统性红斑狼疮临床表现

前文说了系统性红斑狼疮可以累及我们全身各个系统，因此，系统性红斑狼疮患者可以有全身各个系统的症状表现。比较常见的症状如下：

（1）皮疹。约80%的患者在病程中可出现各种各样的皮疹，最典型的是发生在鼻梁、脸颊部的蝶形红斑。有些患者在晒太阳的时候，暴露部位的皮肤会明显发红或原有皮疹加重，这种现象称为"光敏感"现象。

（2）脱发。系统性红斑狼疮患者的脱发一般都较严重，轻轻捋一捋头发，都能掉好几根。瘢痕性脱发是盘状狼疮的常见并发症。头皮盘状皮损最多见于头顶部位。"狼疮发"的特征性表现为前发际处生长的头发较短且粗细不一。脱发严重程度与系统性红斑狼疮疾病的病情活动程度有关。

（3）口腔溃疡。系统性红斑狼疮患者的口腔溃疡可逐步发生，可见于口腔黏膜的任何部位，最常见于硬腭、颊黏膜和唇红缘等部位。口腔溃疡一般呈反复发作且多为单侧非对称性的表现。

（4）关节疼痛。关节炎或者关节疼痛是系统性红斑狼疮常见的临床表现之一，超过90%的患者在开始发病或病程中的某段时间有关节疼痛的表现。因此，年轻女性出现指、腕、膝等关节疼痛时，要警惕系统性红斑狼疮发病的可能。

（5）肌炎。虽然肌肉疼痛在系统性红斑狼疮中很常见，但真正的肌炎相对少见。美国国立卫生研究院的一项针对系统性红斑狼疮的研究发现，肌炎的患病率为8%。

（6）肾脏受累。系统性红斑狼疮患者的肾脏受累损害等表现较为常见，绝大多数系统性红斑狼疮患者都会有肾脏受累，也就是我们说的狼疮肾炎。狼疮肾炎可以有各种临床表现，如血尿、蛋白尿、管型尿、白细胞尿、血压高、水肿等。

（7）神经系统损害。神经精神性狼疮包括多种神经性和精神性的临床表现，可累及中枢和外周神经系统的任何部位。病变类型既可为弥漫性临床表现，如急性意识混乱状态、头痛、精神错乱和情绪失调等表现，也可为较局限的临床表现，如抽搐和舞蹈症等。据报道，超过50%的系统性红斑狼疮患者有头痛的表现，但头痛的原因很难确定。系统性红斑狼疮患者认知障碍的主要表现为思维、记忆和注意力集中等方面的缺陷，随着对系统性红斑狼疮患者认知障碍方面的了解及认知越来越深入，有报道认为其发生率高达80%。系统性红斑狼疮患者也可出现脱髓鞘综合征，如视神经炎和脊髓炎等表现，但临床上较为罕见。此外，系统性红斑狼疮患者还可发生精神性疾病，如精神病、抑郁症和焦虑症等。

（8）肺和胸膜受累。系统性红斑狼疮患者的肺和胸膜受累情况表现各不相同，可累及肺部的任何部位。高达50%的系统性红斑狼疮患者可出现胸膜和肺部受累。系统性红斑狼疮患者中急性狼疮肺炎相对少见。弥漫性肺泡出血是一种严重威胁系统性红斑狼疮患者生命的临床表现，其发生率不超过2%，但死亡率很高。

（9）心血管受累。心血管疾病是系统性红斑狼疮的常见并发症，心包、心肌、瓣膜和冠状动脉均可受累。其中，心包炎是系统性红斑狼疮最常见的心脏表现，可伴或不伴心包积液，部分系统性红斑狼疮患者在病程中的某个阶段会出现心包炎。

（10）消化道受累。系统性红斑狼疮患者胃肠道的任何部分均可受累。高达13%的患者可出现吞咽困难。系统性红斑狼疮导致的胰腺炎并不常见，通常发生于有其他脏器损害并处于病情活动期的系统性红斑狼疮患者。肠系膜血管炎是系统性红斑狼疮非常罕见的临床表现，其临床症状多种多样，轻者可表现为绞痛、腹胀、食欲不振等表现，重者可表现为伴有腹泻和胃肠道出血的急腹症。高达60%的系统性红斑狼疮患者在其病程中出现肝功能异常。

（11）眼部受累。系统性红斑狼疮累及的系统性损害可表现为眼部受累。最常见的眼部临床表现为干燥性角膜炎，可伴或不伴继发性干燥综合征。

（12）血液系统受累。系统性红斑狼疮血液系统受累较为常见，三系（红细胞、白细胞及血小板）均可受累。判断为血液系统受累的前提是先排除药物（如氨甲蝶呤、霉酚酸酯和环磷酰胺等）引起的骨髓抑制所致的三系减少。70%以上的系统性红斑狼疮患者会出现贫血的临床表现，一般为中度贫血，贫血的原因既可以是免疫性的，也可以是非免疫性的。免疫性贫血是指红细胞被自身抗体"破坏攻击"后造成的贫血。白细胞减少见于约50%的系统性红斑狼疮患者，可继发于淋巴细胞减少和/或中性粒细胞减少。一项对 158 例新诊断的活动性系统性红斑狼疮的研究表明，75%的患者淋巴细胞每微升计数小于 1500，93% 患者最终进展为淋巴细胞减少。当然，系统性红斑狼疮患者还可以出现血小板减少的问题，大多数原因也是免疫性的，也就是身体产生了血小板相关抗体，导致了血小板被破坏。

系统性红斑狼疮可累及全身各个系统，临床表现多样，因此，当出现面部蝶形红斑、口腔溃疡、脱发、泡沫尿、关节痛等一系列临床症状时，应及时到风湿免疫科就诊。

系统性红斑狼疮的临床表现见表 2。

表 2　系统性红斑狼疮临床表现

标准	定义
颊部红斑	在颧骨隆起处的扁平或高出皮面的固定红斑，不累及鼻唇沟
盘状红斑	突出皮面的红斑附着角化性鳞屑和毛囊栓塞，陈旧性病灶可见萎缩性瘢痕
光过敏	由病史确认或医生观察到的，对日晒的非正常反应导致的皮疹
口腔溃疡	由医生观察到的口腔或鼻咽部溃疡，通常是无痛性的
关节炎	累及 2 个或以上外周关节的非侵蚀性关节炎，其特征为压痛、肿胀或积液
浆膜炎	胸膜炎：可靠的胸膜炎性胸痛病史，医生听诊到胸膜摩擦音，或其他胸腔积液的证据。 心包炎：由心电图、细胞摩擦音或心包积液证据所证实
肾脏病变	持续蛋白尿大于 0.5 克/天，若为定量则大于 + + +。 细胞管型：可为红细胞、血红蛋白、颗粒管型或混合管型
神经系统异常	抽搐：非药物性或已知代谢性精神错乱（如尿毒症、酸中毒、电解质紊乱）所致。 精神病：非药物性或已知代谢性精神错乱（如尿毒症、酸中毒、电解质紊乱）所致

续表2

标准	定义
血液系统异常	溶血性贫血版网织红细胞增多。 白细胞减少，每立方毫米计数小于4000。 淋巴细胞减少，每立方毫米计数小于1500。 非药物所致的血小板减少，每立方毫米计数小于100000
免疫系统异常	抗DNA抗体：抗天然DNA抗体滴度异常。 抗Smith抗体：针对Smith抗原的抗体阳性。 抗磷脂抗体阳性：血清IgG或IgM型抗心磷脂抗体浓度异常；用标准方法检测狼疮抗凝物阳性，或梅毒血清试验假阳性至少6个月，并经梅毒螺旋体制动试验或荧光梅毒螺旋体抗体吸附试验证实
抗核抗体阳性	任何时间免疫荧光法或其他等效试验抗核抗体滴度异常，且未使用已知的可导致药物诱导性狼疮综合征的药物

* 满足4项或以上标准并排除其他可能诊断才能分类为系统性红斑狼疮。

注：由于系统性红斑狼疮诊断较为复杂，必须到正规医院由专科医生确诊，不能自行诊断，以免误诊。

2019年欧洲抗风湿病联盟/美国风湿病学会系统性红斑狼疮分类标准见表3，该标准包括1条进入标准、10个方面、20条评分标准，每条标准均需排除感染、恶性肿瘤、药物等原因，既往符合某条标准者亦可计分，在每个方面取最高得分计入总分，总分不低于10分可诊断为系统性红斑狼疮。

表3 系统性红斑狼疮诊断标准

进入标准：ANA≥1∶80（HEp-2细胞方法）		
评分标准		
临床领域	定义	得分
全身状况	发热，最高体温大于38摄氏度	2分
血液系统	白细胞减少症，每立方毫米计数小于4000	3分
	血小板减少症，每立方毫米计数小于100000	4分
	溶血性贫血	4分

续表3

神经系统	谵妄（意识改变或唤醒水平下降，和症状发展时间为数小时至2天，和一天内症状起伏波动，和认知力急性或亚急性改变，或习惯、情绪改变）	2分
	精神异常（无洞察力的妄想或幻觉，但没有精神错乱）	3分
	癫痫（癫痫大发作或部分/病灶性发作）	5分
皮肤黏膜	非瘢痕性脱发	2分
	口腔溃疡	2分
	亚急性皮肤狼疮	4分
	急性皮肤狼疮	6分
浆膜腔	胸腔积液或者心包积液	5分
	急性心包炎	6分
肌肉骨骼	肌肉骨骼关节受累（不少于2个关节滑膜炎或不少于2个关节压痛且不少于30分钟的晨僵）	6分
肾脏	蛋白尿大于0.5克/24小时	4分
	肾活检：II或V型LN	8分
	肾活检：III或IV型LN	10分
补体	低C3或低C4	3分
	低C3和低C4	4分
特异抗体	抗dsDNA阳性或抗Smith阳性	6分

　　介绍完系统性红斑狼疮患者临床表现和分类诊断标准后，相信大家应该对系统性红斑狼疮这个疾病有了更进一步的了解。那么，患者为什么要做那么多检查？这是因为系统性红斑狼疮是一种全身性的弥漫性的结缔组织病，可累及皮肤黏膜、肾脏、肺、中枢神经、血液系统（如白细胞减少、溶血性贫血、血小板减少）、浆膜腔（如心包积液、胸腔积液）、心血管（肺动脉高压）、胃肠道，容易与各个脏器的其他疾病相混淆。因此，初次拟诊患者需要做全面的评估：一是明确系统性红斑狼疮诊断；二是评估系统性红斑狼疮疾病的脏器受累情况，即其严重程度及活动性情况；三

是排除某些特殊用药的禁忌证，尤其是潜在的感染风险，如携带乙肝病毒、隐匿性结核感染等。

随着医学的不断进步和发展，目前系统性红斑狼疮患者的总生存率明显改善，据报道，系统性红斑狼疮的 10 年生存率可达 85%～95%。为了更好地提高系统性红斑狼疮患者的生存率及生活质量，我们需要：①准确评估疾病活动度和复发情况；②根据受累靶器官的严重程度对疾病进行分级；③应用安全有效的药物迅速诱导缓解期并预防疾病复发；④防治疾病及药物相关的并发症。

2. 治疗系统性红斑狼疮药物

下面简单介绍治疗系统性红斑狼疮的一些药物。

（1）糖皮质激素。糖皮质激素对 T 细胞、B 细胞及单核细胞和中性粒细胞介导的免疫反应都具有广泛的抑制作用。其中，糖皮质激素起效快，作用范围广，因此，在治疗急性系统性红斑狼疮和重症系统性红斑狼疮时有显著的效果。但长期使用糖皮质激素会出现一系列的副作用，如早期可出现痤疮、肌肉疼痛、感染等表现，后期可出现"满月脸""水牛背"等代谢紊乱的表现和骨质疏松、缺血性骨坏死、白内障、心血管疾病等。因此，需要在风湿科医师指导下使用糖皮质激素，在病情缓解时有计划地缓慢减少这类药物的用量。

（2）抗疟药。抗疟药主要指氯喹和羟氯喹，普遍应用于有皮肤和关节症状的系统性红斑狼疮患者。目前越来越多的证据证实，抗疟药可作为重症系统性红斑狼疮的辅助用药，有利于病情缓解。一个系统评价指出，抗疟药可使系统性红斑狼疮疾病活动度降低 50% 以上，并能中等程度地减少系统性红斑狼疮严重复发的出现概率及使用激素的剂量。抗疟药在治疗系统性红斑狼疮的同时，还能改善血脂水平和亚临床动脉粥样硬化的临床症状。

（3）氨甲蝶呤。氨甲蝶呤是一种抗叶酸药，通过抑制 DNA 的合成，影响细胞的增殖来发挥药物作用，通常用于类风湿关节炎的治疗，但也可适用于 SLE 中有关节和皮肤症状的患者，其应用也有助于激素的进一步减量。

（4）环磷酰胺。环磷酰胺是一种烷化剂，通过耗竭 T 细胞、B 细胞并减少系统性红斑狼疮的自身抗体产生来达到治疗目的。其在狼疮肾炎中使用较多。有研究显示，静脉注射环磷酰胺间歇性冲击疗法对中到重度狼疮肾炎有很好的疗效，能减少终末期肾病患者发展至需要透析或肾移植的风险。在诱导治疗后，继续维持治疗有助于降低疾病复发风险。简单来说，环磷酰胺对于狼疮肾炎患者而言，是一种效果佳、价格便宜的药物。

（5）吗替麦考酚酯。吗替麦考酚酯也是治疗系统性红斑狼疮，尤其是狼疮肾炎的常用药物。可以用于诱导缓解期，即狼疮肾炎的急性期，很多时候应用于病情维持阶段，对重症红斑狼疮有很好的治疗作用。

（6）环孢素 A。环孢素 A 是一种从真菌中提取，可使 T 细胞失活的钙调磷酸酶抑制剂，还是能减少 B 细胞的抗原提呈和自身抗体的产生的免疫抑制剂。对常规治疗无效的增殖性狼疮肾炎，环孢素 A 和糖皮质激素联合使用有一定的疗效，可减少蛋白尿、维持肾功能、改善疾病总体活动度的状况，并能适度减少激素用量。

（7）他克莫司。他克莫司也是一种钙调磷酸酶抑制剂，和环孢素 A 作用靶点类似，但作用比环孢素 A 强 10 ～ 100 倍。其副作用比环孢素 A 相对少一些，但是价格偏贵。

（8）B 细胞耗竭疗法和抑制剂。B 细胞通过多途径在系统性红斑狼疮发病机制中起到关键作用。其中最主要的途径是 B 细胞产生病理性自身抗体，并形成免疫复合物，激活补体和直接细胞毒性引起组织损伤。目前的药物包括利妥昔单抗（抗胞膜蛋白 CD20 的人鼠嵌合单克隆抗体）、依帕珠单抗（可调节狼疮 B 细胞功能的重组抗 CD22 单克隆抗体），这些单抗可以杀死人体里面的 B 细胞，这样就不会产生自身抗体了，所以具有一定的疗效。

（9）生物制剂。目前，上市的用于治疗系统性红斑狼疮的生物制剂主要是针对 B 细胞的 Blys 的抑制剂，或者针对 B 细胞 Blys 及 April 的双重抑制剂，在国内上市时间都不太长，还需要更多的真实世界研究的支持。

除了生物制剂，北京大学人民医院栗占国教授发表的低剂量白介素 –2 治疗系统性红斑狼疮研究成果应用于临床也取得了很好的疗效。通过低剂量的白介素－2调控T淋巴细胞的平衡，让系统性红斑狼疮患者的T淋巴细胞恢复平衡，重建机体的免疫平衡，从而达到治疗系统性红斑狼疮的效果。此外，通过白介素－2治疗的患者，不会增加感的风险，让患者的治疗更安全。

（10）静脉注射免疫球蛋白。静脉注射免疫球蛋白可与抗独特性抗体相互作用、干扰补体和细胞因子、溶解靶细胞、通过Fc受体诱导凋亡及调节协同刺激分子等，由此发挥免疫抑制作用。免疫球蛋白最大的好处就是有治疗系统性红斑狼疮的作用和抗感染的作用。在系统性红斑狼疮患者出现感染的时候，这是一种非常安全且有效的药物。

系统性红斑狼疮病情复杂，治疗药物多种多样。需要告诫大家的是，系统性红斑狼疮的相关用药需经风湿科医师指导下进行。

系统性红斑狼疮患者的生活注意事项：①注意防晒，戒烟限酒，注意休息，减少熬夜等；②尽量避免服用可诱发系统性红斑狼疮的药物和食物；③如出现颊部红斑、光过敏、脱发、口腔溃疡、关节炎、泡沫尿等一系列临床表现，应尽早到风湿免疫专科就诊，及早诊断，尽早正规治疗；④遵医嘱服药，定期复查，能够缓解病情或将病情控制在疾病低活动度的状态。在病情控制允许的情况下，尽量争取实现激素"零用药"，如无法实现激素"零用药"，也应当在病情允许范围内尽量降低激素维持治疗的剂量。

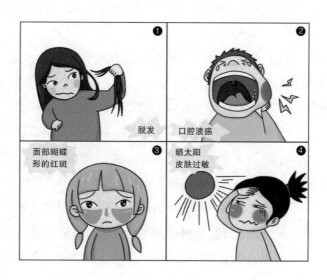

> ### 天天博士小贴士
>
> 系统性红斑狼疮是非常典型的风湿免疫病之一，早诊断、规律治疗是关键。

抗磷脂抗体综合征："胎儿杀手"

生儿育女，不管对女性个人还是家庭来说都是一件非常受重视的事情，准妈妈在十月怀胎期间都会加倍呵护身体，期望宝宝健康顺利地出生。2016 年，国家实行全面"二孩"政策，对于一些家庭来说是福音，但某些夫妻对此却"心有余而力不足"。有的夫妻婚前体检并无问题，婚后也未采取避孕措施，却始终怀不上孩子，即便费尽心思怀上了，也不幸流产。那么，反复流产、不孕和风湿病又有何关系呢？这就不得不说一下抗磷脂抗体综合征（APS）了。

抗磷脂抗体综合征是一种非炎症性自身免疫性疾病，多见于年轻人，男女发病比率为 1 : 9，明显更"偏爱"女性。临床上以动脉、静脉血栓形成，复发性流产和血小板减少等为主要特征。习惯性流产和宫内死胎是主要特征之一，多发生于妊娠的 4 ~ 9 个月。据统计，抗磷脂抗体综合征的发病率约为 5/(10 万·年)，患病率为 (40 ~ 50)/10 万。另外，该病具有家族易感性，其疾病发生、发展与 HLA-DR4 和 HLA-DRw53 相关。

遗憾的是，目前抗磷脂综合征的病因还不明确，可能与遗传、感染等因素有关，也有部分患者继发于其他风湿免疫病（如系统性红斑狼疮等）。已知的是，自身抗体的产生和存在是本病发生、发展的主要基础，患者体内会产生大量被称作抗磷脂抗体（aPL）的自身抗体，包括狼疮抗凝物（LA）、抗心磷脂抗体（aCL）及抗 B2 糖蛋白 I 抗体。现有研究结果已证实，抗磷脂综合征患者体内的抗磷脂抗体是复发性流产、胎儿宫内生长受限和先兆子痫等不良妊娠结局的危险因素，也是诊断本病的必要条件。然而，其中更深入的关系还尚未明确。

除此之外，环境因素（如感染）、炎症因子（如结缔组织疾病）或其他非免疫促凝因子（如含雌激素的避孕药、手术和制动等因素）也会促使凝血系统失衡从而促进血栓形成。

抗磷脂抗体综合征的主要临床表现是血小板减少、动静脉血栓、反复流产、胎儿死亡、先兆子痫和胎儿宫内生长受限。此外，抗磷脂抗体综合征还可造成其他临床症状。

1. 抗磷脂抗体综合征临床症状

（1）血栓形成。动静脉和微血管系统中单发或多发血栓可发生于机体任何部位。静脉血栓栓塞症，尤其是下肢深静脉血栓形成是抗磷脂抗体综合征最常见的表现，虽然动脉血栓形成较静脉血栓少见，但其临床表现更严重，常表现为脑梗死及短暂性脑缺血发作，危及生命。

（2）血小板减少症。至少 40% 的抗磷脂抗体综合征患者会出现血小板减少症。血小板减少症可能与抗磷脂抗体综合征的其他临床表现相关，如流产、动静脉血栓形成、心肌梗死等。

（3）生殖系统表现。抗磷脂抗体综合征可能与各种妊娠并发症有关，其中，妊娠 10 周后的反复习惯性流产最常见。抗磷脂抗体综合征母体的其他妊娠并发症主要包括先兆子痫、子痫和胎盘早剥等。系统性红斑狼疮等自身免疫性疾病、既往血栓病史、补体水平降低和抗磷脂抗体阳性均提示患者妊娠结局不好。妊娠 20～24 周时子宫动脉舒张末期血流是预测胎儿状态的有力指标。超声检测子宫动脉血流减少是胎盘功能不全和/或先兆子痫发生的间接指标。因此，患抗磷脂抗体综合征的孕妇行产科超声检查可评估胎儿生长状态、羊水量及脐动脉舒张末期血流量。

（4）神经系统表现。脑梗死是抗磷脂抗体综合征最常见和最严重的神经表现。抗磷脂抗体综合征还可表现为认知功能障碍、头痛、偏头痛、癫痫和舞蹈症等。

（5）心血管系统表现。主要表现为瓣膜病变、动脉粥样硬化、心肌梗死、肺动脉高压、心肌病和心肌舒张功能障碍等。有研究发现，30%～50%的抗磷脂抗体综合征患者可出现心脏瓣膜病变，主要表现为瓣膜增厚和反流、瓣膜赘生物（如 Libman-Sacks 心内膜炎）和瓣膜狭窄。该病瓣膜病变常累及二尖瓣，其次为主动脉瓣。

（6）呼吸系统表现。肺栓塞和肺梗死是抗磷脂抗体综合征最常见的肺部表现，约占抗磷脂抗体综合征患者的14%，其他表现为肺动脉高压、急性呼吸窘迫综合征和肺泡内出血。

（7）皮肤表现。皮肤特征可能是抗磷脂抗体综合征的首发临床症状，最常见的是网状青斑，占抗磷脂抗体综合征患者的16%～25%，其他表现主要为坏疽、皮肤溃疡、浅表性皮肤坏死、假性血管炎病变和脓皮样坏疽样病变。

（8）肾脏表现。与抗磷脂抗体相关的血栓性微血管病变累及肾脏的主要表现为血尿、蛋白尿及肾功能不全，甚至可发展为急性肾功能衰竭和高血压等表现。另外，抗磷脂抗体相关性肾病（尤其伴有狼疮性肾炎）应通过肾脏活检明确诊断。

恶性抗磷脂抗体综合征是一种突发的罕见的威胁生命的并发症，有3个或3个以上器官或组织受累，症状同时或在1周内呈进行性进展，组织病理学证实至少有1个器官或组织出现小血管闭塞。感染是恶性抗磷脂抗体综合征最常见的促发因素。恶性抗磷脂抗体综合征最常累及的器官是肾脏（73%）、肺（60%）、脑（56%）、心脏（50%）和皮肤（47%）。恶性抗磷脂抗体综合征的患者病情进展迅速，如不及时治疗，死亡率非常高。

2. 抗磷脂抗体综合征的诊断

如何诊断抗磷脂抗体综合征？我们可以参考 2006 年悉尼国际抗磷脂抗体综合征会议修订的分类标准：诊断抗磷脂抗体综合征必须具备下列至少 1 项临床标准和 1 项实验室标准。

1）临床标准。

（1）血管栓塞，任何器官或组织发生1次以上的动脉、静脉或小血管血栓，血栓必须被客观的影像学或组织学证实。组织学还必须证实血管壁附着血栓，但没有显著炎症反应。

（2）病态妊娠：①发生1次以上的在10周或10周以上不可解释的形态学正常的死胎，正常形态学的依据必须被超声或被直接肉眼所证实；②在妊娠34周之前因严重的子病或先兆子痫或严重的胎盘功能不全所致1次以上的形态学正常的新生儿早产；③在妊娠10周以前发生3次以上的不可解释的自发性流产。必须排除母亲解剖、激素异常及双亲染色体异常。

2）实验室标准。

（1）血浆中出现狼疮抗凝物，至少发现2次，每次间隔至少12周。

（2）用标准 ELISA 在血清中检测到中滴度、高滴度的 IgG/IgM 类 aCL 抗体（大于40 GPL/MPL 或99百分位数），至少2次，间隔至少12周。

（3）用标准 ELISA 在血清中检测到 IgG/IgM 型抗 B2-GPI 抗体，至少2次，间隔至少12周（滴度大于99百分位数）。

一旦确诊抗磷脂综合征，就需要积极、规律的治疗。妊娠期的妇女更要妇产科及风湿免疫科协同规律治疗。如果不积极治疗，抗磷脂综合征患者流产概率很高。因此，合理干预治疗对妊娠非常关键。综合来说，目前的主要方式是抗凝，给予糖皮质激素、免疫抑制剂及生物制剂等，当然还有对症支持治疗。

对于无症状抗磷脂抗体阳性患者，改变生活方式是预防血栓的关键，包括戒烟、控制体重、降血脂、降血压等。对高抗磷脂抗体滴度或具有其他心血管危险因素的患者应考虑服用低剂量阿司匹林（LDA）或羟氯喹进行一级预防。而对于手术患者、长期制动患者及产后妇女，且持续抗磷脂抗体阳性者，均应给予低分子量肝素（LMWH）进行预防。

继发性血栓的预防基于抗凝，主要给予维生素 K 拮抗剂（如华法林或肝素）治疗。另外，口服抗凝剂（利伐沙班）可减少补体活化产物及凝血酶的生成。

恶性抗磷脂抗体综合征的治疗方案包括低剂量泼尼松联合阿司匹林和肝素。另外，有研究发现，静脉给予免疫球蛋白能降低难治性抗磷脂抗体综合征的女性胎儿生长受限率及新生儿重症监护入院率。

规范治疗，调整心态，避免高压工作。在规范治疗下，通过风湿免疫科和妇产科的合理配合，大多数抗磷脂综合征妊娠女性可以顺利分娩，产下健康的婴儿。

天天博士小贴士

出现血栓的同时发生反复流产，应考虑风湿免疫病的可能性，最好去风湿免疫科好好检查一下。

强直性脊柱炎：青年人专属的痛

早在 1691 年，学界就有了关于强直性脊柱炎（AS）症状的描述。随着研究的进展，人们对强直性脊柱炎的认识也逐渐加深。强直性脊柱炎是一种与遗传密切相关的疾病。世界各地的强直性脊柱炎发病率各不相同，我们国家的发病率在 0.3% 左右。强直性脊柱炎的主要症状是腰背部疼痛，好发年龄一般在 10 ～ 40 岁，发病高峰期在 18 ～ 25 岁的青春岁月，男女的比例为（2 ～ 3）∶1。

强直性脊柱炎的发病与一个叫 HLA-B27 的基因关系密切。在中国，90% 强直性脊柱炎患者的 HLA-B27 是阳性的。但是，并非 HLA-B27 阳性者就一定会得强直性脊柱炎。在普通人群里面，HLA-B27 阳性率为 6% ～

8%。另外，强直性脊柱炎的发病还与其他的基因有关系，但是较之 *HLA-B27* 的影响力就是"小巫见大巫"了，意义不大。另外，环境因素也是强直性脊柱炎发病的重要因素。胃肠道的菌群变化，以及既往一些细菌病毒感染，都可能是强直性脊柱炎发病的诱因。

强直性脊柱炎都有哪些症状呢？最常见的就是腰背疼痛、僵硬，因为骶髂关节是本病最常累及的关节。强直性脊柱炎的发病是一个缓慢的过程，早期表现为腰背部酸痛，不舒服，慢慢加重，出现夜间痛。强直性脊柱炎的患者因为疼痛、关节僵硬或关节粘连，大多有不同程度的躯体功能障碍，影响其生活、工作和学习。之所以称为"强直"，是因为疾病进展到晚期会使关节融合在一起，关节失去了活动性，脊柱就像一根"竹竿"一样，无法自由弯曲活动。很多强直性脊柱炎晚期的患者，会出现明显的驼背等畸形，以及脊柱活动受限：累及颈椎，出现转头、抬头、低头困难，堪称真正的"难回首"；累及腰椎，会有弯腰、转身受限；累及髋关节、膝关节，关节粘连蹲不下来，使蹲厕所成了一个大问题。

强直性脊柱炎的腰背部疼痛如何与腰肌劳损、椎间盘突出区分开呢？强直性脊柱炎的炎性腰背痛有以下特点：①发病年龄不足 40 岁；②隐匿起病，即一开始症状不明显；③活动后症状好转，比如早上起床活动后感觉轻松很多；④休息时加重，即休息越久越难受；⑤夜间痛，即晚上会莫名其妙地痛醒（起床后好转）。如果不及时治疗，强直性脊柱炎会出现脊柱变形等严重并发症。除了炎性腰背部疼痛，强直性脊柱炎还可出现眼睛受累，表现为葡萄膜炎，眼睛疼痛、充血、畏光、视物模糊等；也可出现外周关节疼痛，如膝关节、踝关节疼痛等；还有一些患者会出现跟腱的炎症、足底筋膜的炎症；部分患者会有胃肠道不适和肠炎的表现等。

很多强直性脊柱炎患者都听说过脊柱关节炎（SpA），这两种疾病容易被混淆。那这二者有何区别呢？脊柱关节炎是一组具有特定的病理生理、临床、放射学和遗传学特征的慢性炎症性疾病。脊柱关节炎并不特指某个疾病，它包括中轴型脊柱关节炎、反应性关节炎/莱特综合征、银屑病关节炎、炎症性肠病性关节炎、未分化脊柱关节炎等。其中，中轴型脊柱关节炎包括强直性脊柱炎和放射学阴性中轴型脊柱关节炎。这些疾病有

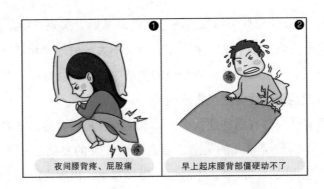

夜间腰背疼、屁股痛　　　早上起床腰背部僵硬动不了

显著的共同特点：*HLA-B27* 为主要的遗传易感因子（有遗传倾向，但不是遗传病），常表现为炎性腰背痛，伴或不伴有外周关节炎。因此，强直性脊柱炎只是脊柱关节炎的一个类型。

强直性脊柱炎的诊断主要结合临床症状和检查结果。主要的诊断指标有两个：一是骶髂关节影像学改变，核磁共振能够早期发现骶髂关节改变，现在比较常用；二是 *HLA-B27* 阳性。当然，还有一些次要指标，如C-反应蛋白升高、关节炎、跟腱炎、肠炎、银屑病及强直性脊柱炎家族史等。具体诊断还需要风湿免疫科医生判断。

如果强直性脊柱炎早期症状不典型或者对其认识不足，就可能走进诊断误区。许多患者初期被误诊为腰椎间盘突出症，治疗不正确而导致疼痛反复，病情加重。部分患者因出现外周单关节肿痛，可能诊断为其他类型关节炎；出现关节外表现，如肠炎、葡萄膜炎等，也可能诊断为单一系统疾病，延误治疗。因为对疾病认识不足，存在治疗误区，常常在疼痛时才服药，改善后停药，导致疼痛反复，疾病不减轻反而逐渐加重，使患者失去治疗信心。

谈到治疗，强直性脊柱炎最常用的药物就是非甾体抗炎药物了，也就是我们常说的止痛药，主要作用机制就是控制炎症，缓解疼痛。需要大家注意的是，这里的炎症并不是细菌引起的，而是机体免疫系统异常活化引起的，用青霉素等抗生素是没有意义的。同时，还可以使用免疫抑制剂治疗强直性脊柱炎，如氨甲蝶呤、羟氯喹、柳氮磺胺吡啶等。当然，最值得一提的治疗药物还是生物制剂，如肿瘤坏死因子-α 拮抗剂、白介素-17

抑制剂等。这类药物起效很快，止痛效果很好，作用时间很长，但效果因人而异。具体选用什么药物，要在医生的指导下进行。

除了药物治疗，非药物治疗也很关键，比如健康教育，就能够提高患者的治疗效果。在康复医师指导下的物理治疗也是很有意义的，能够防止关节变形、减少疼痛等。另外，运动治疗也是强直性脊柱炎治疗的重要组成部分。第一，运动能促进全身和局部关节的血液循环，有利于炎症的消退，可缓解疼痛，改善机体的营养状态，加速组织的再生能力；第二，运动可牵拉关节囊和韧带，松解关节粘连，增强组织的柔韧性和顺应性，提高脊柱及四肢关节的关节活动度，减轻晨僵症状，预防或延缓畸形的发生；第三，通过肌力训练，缓解肌肉痉挛，减轻疼痛，防止肌肉萎缩，从而恢复肌肉关节的正常功能，改善受累关节的活动；第四，胸式呼吸可改善肋椎关节的活动功能，提高胸廓活动度；第五，适度的运动可维持骨密度和强度，防止骨质疏松（强直性脊柱炎的患者本身就容易出现骨质疏松）；第六，长期规律的运动训练能提高全身耐力水平，提高患者生活质量；第七，规律的运动训练能培养患者科学锻炼的意识，调动患者治疗疾病的积极性，增强患者对疾病康复的信心。对于强直性脊柱炎患者来说，游泳是最好的运动方式，太极拳、散步、适当的健身等也是很有作用的。可以说，药物和运动对治疗强直性脊柱炎都非常重要，具体来说，药物治疗缓解疼痛，运动锻炼恢复功能。当然，并不是所有运动都适合强直性脊柱炎患者，最好是在风湿免疫科医生指导下选择合理的运动方案。

强直性脊柱炎最需要的是早期诊断、早期治疗，这样基本可以达到有效控制，甚至完全缓解病情的目的；即使是晚期患者，也可以有效控制病情进展。无论如何，希望都在那里，它就如同冬天里的一把火，黑暗里的一缕光，沙漠里的一抹绿。用一句话与大家共勉："加油，一切都会好起来的。"因此，患者无论如何都不应该灰心，坚持到风湿免疫科规律就诊，结合康复理疗。

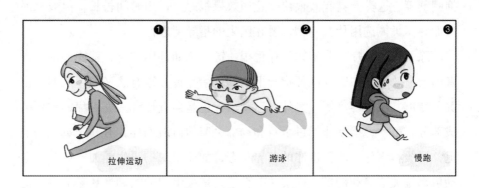

拉伸运动　　　　　　　　游泳　　　　　　　　慢跑

天天博士小贴士

　　中青年人出现莫名其妙的腰背痛，尤其是早上起床和晚上睡觉的时候痛得厉害，那就需要小心强直性脊柱炎了。

骨关节炎："骨头咔咔响，膝盖变成晴雨表" ▶▶

　　骨关节炎，是风湿免疫科一个非常常见的疾病，尤其是老年人。随着年龄的增加，骨关节炎的发病率越来越高，严重影响了老年人的生活质量。骨关节炎患者经常一刮风下雨膝盖就疼得厉害，甚至在走路、爬坡时膝关节"咔咔"直响，以至于他们被调侃为"天气预报员"。

　　骨关节炎就是我们说的骨关节痛、骨关节病，俗称"老寒腿"，是一类常见的关节疾病，好发于中老年人。年龄是公认的危险因素，也就是年龄越大，越容易患骨关节炎。据统计，在我国城镇居民慢性病中，骨关节炎发病率仅次于高血压，位居第二，且 50% 的 65 岁以上的人会罹患骨关节炎，而到了 75 岁以上，骨关节炎的发病率会升至 80%。

除了年龄这个与骨关节炎最密切相关的危险因素，性别（女性发生概率高）、肥胖、遗传、创伤、长期从事反复使用某些关节的职业（如搬运工）或剧烈的文体活动、吸烟等也是骨关节炎发病的危险因素。其中，肥胖是值得一提的一项危险因素，因为人越胖，膝关节承受负荷越大，相对而言更容易患骨关节炎，就像机器如何长时间高负荷工作，也会慢慢报废。但并不是说肥胖的人就一定会得骨关节炎，后者是多种因素的作用导致关节软骨发生改变，进一步累及软骨下骨（出现骨赘）、滑膜、韧带、关节周围肌肉等，最终导致关节软骨退变、纤维化、断裂、溃疡，乃至整个关节面损害，从而影响关节结构及其功能。

骨关节炎刚开始的症状不明显。总的来讲，骨关节炎患者会不同程度地出现关节及周围疼痛、压痛、僵硬、肿胀、关节骨性肥大和功能障碍。

疼痛是骨关节炎患者最主要、最早出现的症状，也是促使患者去看病的主要原因。骨关节炎的疼痛多是在负重关节活动后加重，比如，长距离步行、久站、下蹲，休息后可减轻，到疾病后期即使休息时也可发生疼痛，严重者甚至在睡觉时痛醒。骨关节炎患者常出现晨僵，表现为早上起床后或一段时间不活动（尤其是在晚上）后关节像被黏住，活动不利索，出现关节交锁、关节突然无力等，一般晨僵不超过半小时。运动功能丧失表现为关节活动范围变小，比如，膝盖弯曲不了提示膝骨关节炎，不能屈髋剪脚趾甲常提示髋骨关节炎。当然，长时间关节疼痛、活动受限也会影响心情，出现抑郁、失眠等情况，严重影响生活质量。在骨关节炎进展的过程中，影像学表现常常可见关节骨性膨大、变形。在关节活动或受压时容易疼痛，严重的可在关节活动时听到骨头"咔咔响"，医学专业描述为"骨擦音"。长此以往，会出现关节破坏、畸形（膝内翻、膝外翻等）等表现。

骨关节炎常常累及膝关节、髋关节、颈椎、腰椎等负重的关节，以及远端指间关节、近端指间关节、第一腕掌关节等手指小关节；同时，踝关节、肩锁关节、肘关节等也可受累。受累关节不同，其所表现出的临床症状也会不同，以下分别讲述：

（1）手骨关节炎。手骨关节炎多见于中老年女性患者，以累及远端指间关节、近端指间关节、第一腕掌关节者多见。常见表现为手指关节疼痛、手部灵活性和握力下降，伴活动受限，影响工作、生活。某些患者可出现特征性的指间关节背面两侧骨样肿大结节。近端指间关节和远端指间关节在水平面上出现弯曲，可表现为"蛇样"畸形。第一腕掌关节受累时可出现"方形手"。有些患者会出现远端指间关节的典型结节，即赫伯登结节。

（2）膝骨关节炎。膝关节是临床上最常见受累的部位，表现为关节疼痛、僵硬，在上下楼梯或者上下山时明显。随着病情进展，患者可出现步态不稳，下蹲、下楼无力；还可出现关节"不受控制"的症状，即在活动时突然发软或者活动时关节被卡住，动弹不了，这可能与肌肉力量降低有关。

（3）髋骨关节炎。髋骨关节炎多见于年纪大的患者。髋骨关节炎患者典型的表现为局部间断性疼痛，可放射至臀部、腹股沟、大腿内侧，严重时可出现跛行。临床上，髋骨关节炎患者常常会出现下肢很难伸直，连弯腰剪脚趾甲、系鞋带都做不了。

（4）肩骨关节炎。肩骨关节炎多与运动有关，可出现运动后关节疼痛，夜间疼痛明显，并伴有双手上举、背伸活动受限。

（5）足和踝骨关节炎。足和踝骨关节炎最常见的就是大脚趾关节（第一跖趾关节），这也是痛风性关节炎好发的部位。这个关节的疼痛常与穿鞋子过紧有关，可伴有指外翻。

（6）脊柱骨关节炎。脊柱骨关节炎通常表现为颈椎及第三、第四腰椎受累。如有椎体骨质增生、骨赘形成，压迫血管、神经根时，可出现手臂或腿的疼痛、无力、麻木等表现。又如，颈椎受累压迫椎–基底动脉时，可有头痛、头晕等；第三、第四腰椎受累导致椎管狭窄可有间歇性跛行。

临床上，骨关节炎没有特异的抽血检查指标，血沉、C–反应蛋白可以轻度升高，类风湿因子、自身免疫抗体阴性。临床医生多通过拍片子来辅助诊断，普通的 X 光片是最常用的检查，膝关节、髋关节需要负重时检查。大家常看到的典型 X 光表现有受累关节边缘骨赘形成（骨质增生），这是骨关节炎最典型的影像学表现，并且常早于关节间隙狭窄。严重时，可看到软骨下硬化等表现。核磁共振不常用，仅用于评估软骨、滑膜等关节相关组织的病变。关节彩超可用于检测关节渗出、软骨病变。更重要的是，当出现关节积液时，超声能够用来引导关节及周围组织的穿刺抽液，以及关节注射药物。

如果有典型关节肿痛等表现及 X 光改变，我们就要考虑骨关节炎的可能了。临床上，医生依据美国风湿病学会关于手、膝、髋骨关节炎的分类标准进行诊断。

手骨关节炎分类标准：①近 1 个月大多数时间有手疼、发酸和发僵；②10 个指定关节中骨性膨大关节不少于 2 个；③掌指关节肿胀不超过 3 个；④远端指间关节骨性膨大不少于 2 个；⑤10 个指定的指关节中关节畸形不少于 2 个。

临床标准：符合①、②、③ + ④/⑤。

膝骨关节炎分类标准：①近 1 个月大多数时间有膝痛；②骨摩擦音；③晨僵不超过 30 分钟；④年龄不低于 38 岁；⑤查体发现膝关节有骨性膨大。

临床标准：符合① + ② + ③ + ④，或① + ② + ⑤，或① + ④ + ⑤。

膝骨关节炎另一个分类标准：①近 1 月大多数时间有膝痛；②X 光示骨赘形成；③关节液检查符合骨关节炎；④年龄不小于 40 岁；⑤骨摩擦音；⑥晨僵不超过 30 分钟。

临床加放射学标准：符合① + ②，或① + ③ + ⑤ + ⑥，或① + ④ + ⑤ + ⑥。

髋骨关节炎分类标准：①血沉不大于 20 毫米/时；②X 光示股骨头和（或）髋臼骨赘；③X 光示髋关节间隙狭窄（上部、轴向和/或内侧）。

临床加放射学标准：具有髋痛及具备上述 3 项中至少 1 项。

说到治疗，最重要的是缓解受累关节疼痛，保护关节日常功能，改善患者生活质量。首先要做的就是对骨关节炎患者进行科普教育，这也是我们编写本书的初心。在门诊，我们会先对每位骨关节炎患者进行危险因素筛查，如年龄、性别，是否肌肉无力、肥胖，是否要承担很多家务，是否有膝内翻、膝外翻等。接着，根据患者的危险因素确定生活改善方案，如肥胖患者通过减肥就可以有效缓解骨关节炎的症状；借助辅助拐杖、支具等减轻或重新分配关节的负重；通过平地散步、慢跑等方式锻炼，增加肌肉力量，改善关节功能。此外，针灸、理疗等对骨关节炎患者也具有一定的治疗效果。

药物治疗方面主要包括消炎止痛、改善病情及营养软骨治疗。

大家最熟悉的消炎止痛药，就是我们临床上说的非甾体抗炎药，有外贴的氟比洛芬凝胶贴膏、洛索洛芬钠贴膏，外搽的辣椒碱软膏等；口服药，如布洛芬、双氯芬酸、塞来昔布、艾瑞昔布、依托考昔等。这些都是很常用的控制骨关节炎疼痛的药物，但在使用时要注意胃痛等胃肠道症状，肝功能、肾功能损害，以及心血管等不良反应。如果使用非甾体抗炎药仍不能缓解疼痛，可以考虑使用一些镇痛药，比如阿片类镇痛药曲马多。这类药物需要留意恶心、便秘、嗜睡等副作用。当然，激素也是一种便宜、有效的消炎止痛药，但是长期使用副作用太多，因此，我们通常不需要全身性应用激素。对于急性发作、关节疼痛剧烈、关节肿胀明显的严重患者，可以在受累关节内注射糖皮质激素，短期内缓解疼痛。但需要注意的是，同一关节不应反复注射，2 次关节内打药须间隔 3 ～ 6 个月，每年不能超过 3 次。

临床上常用的一些改善病情的药物，如氨基葡萄糖、硫酸软骨素、双醋瑞因、关节腔内注射透明质酸（润滑剂）可能有一定的作用。其中，营养补充物，如氨基葡萄糖、硫酸软骨素，对一些病情轻的患者可能有缓解疼痛、改善功能的作用。双醋瑞因具有抗炎的作用，能减轻关节疼痛，改善关节功能，在临床上也有应用。关节腔内打透明质酸目前也可作为控制病情的治疗手段，可能是通过润滑或直接缓冲神经发挥镇痛作用。

关节疼痛剧烈、基础的消炎止痛等药物治疗效果不好、疼痛严重影响日常生活的患者可以选择关节置换。

据统计，10% ～ 30% 的骨关节炎患者存在明显的关节功能障碍。在美国，骨关节炎已成为最主要的慢性致残原因。除了使用药物治疗骨关节炎，我们平时能做些什么来改善骨关节炎症状呢？关节局部的冷敷或热敷是骨关节炎患者有效的辅助治疗手段。在关节急性损伤时，以冷敷处理为主。关节非急性损伤时可进行热敷，以促进循环，减轻疼痛、僵硬，缓解"抽筋"。但要注意的是，热敷温度不宜超过 45℃，时间不宜超过 30 分钟。当然，一些癌症患者应避免热敷。

肥胖是引发膝骨关节炎的重要危险因素。单纯减轻体重可以降低肥胖者发生膝骨关节炎的风险，在减肥的同时进行体育锻炼则更有利于改善骨关节炎患者的疼痛和关节功能障碍。有研究发现，大腿肌肉（股四头肌）力量减弱是发生膝骨关节炎的一个重要因素。那么，我们应该如何锻炼呢？反复剧烈的运动可以吗？不可以，因为关节反复过度运动会增加骨关节炎的发生概率，尤其是膝、髋和远端指间关节。这也是职业运动员比较容易患骨关节炎的原因。其实，最简单有效的运动就是步行，在专业指导下进行适当的步行可改善膝骨关节功能。我们也推荐水上有氧运动，如游泳，这些锻炼对骨关节炎患者是有一定的治疗作用的。

跳广场舞、打太极这些中老年人酷爱的锻炼也有助于改善骨关节炎。首先，准备一双好的运动鞋，既能减振又能保证稳定；其次，要尽量避免下蹲、扎马步这类动作，以免增加膝骨关节的负重；最后，要提前做好热身，适当休息。对于那些已经不能锻炼的患者而言，合适的矫形器也是能有效缓解骨关节炎症状的。有研究发现，楔形鞋垫能有效减轻膝关节内侧受累的骨关节炎患者的症状，尤其适合伴有膝内翻畸形的患者。同样，合适的支具、拐杖等辅助治疗也可减轻骨关节炎，尤其是髋关节炎患者的关节疼痛，并且可以保证其日常活动量。需要注意的是，行走时拐杖要先行于受累关节侧肢体；拐杖的尺寸、长度也有要求。在生活上，也有一些可以调整的手段，包括尽量采用坐便器，将马桶座位升高，在淋浴间准备可供坐下的椅子等。

骨关节炎的患病数量庞大，但充分了解这个病的人却是少之又少，甚至对其的认识还存在一定的误区。

误区一：骨关节炎就是缺乏锻炼，应该多运动

很多患者认为骨关节炎出现了关节疼痛是缺乏锻炼、血脉不通所致，因而常常去爬山、跑步。锻炼固然是好的，但不正确的运动方式、过度的

负重会加速关节软骨破坏，加重骨关节炎病情。尤其是对老年人而言，应当避免大运动量、过度负重及长时间的体育运动。对骨关节炎患者来说，最适合的锻炼是游泳、平地散步、骑自行车、仰卧抬腿活动关节等。

误区二：骨关节炎是骨头发炎了，要打抗生素才能好

很多患者一听到骨关节炎，就下意识地觉得"有炎症就要消炎，消炎就是打抗生素"。其实，我们所说的炎症分为感染性炎症和无菌性炎症。通俗点讲，感染性关节炎主要是由细菌等病原体感染引起的关节肿痛，伴有发热，抽血查血常规提示白细胞升高，感染相关指标升高，如果有关节积液，应抽取积液进行培养，可培养出细菌等病原体，治疗上肯定要用针对性的抗生素进行治疗。但大多数骨关节炎患者是软骨磨损等退行性病变导致的，并没有感染，不需要使用抗生素，如果盲目滥用抗生素，不但没有疗效，长期用药反而会引起耐药、继发真菌等其他病原体感染。

误区三：止痛药一种不行，再加一种，肯定见效

临床上，经常可以看到部分骨关节炎患者在出现关节疼痛时自己到药店买止痛药吃，甚至是吃些香港、澳门地区买的进口药"强骨力"。这些药物大多含有吲哚美辛、激素之类的强效止痛药，长期服用会出现骨质疏松、胃出血等副作用。有些患者吃了"强骨力"后出现骨质疏松、脊柱压缩性骨折，因此，不要盲目听信广告，不要盲目相信"进口药"，而应当咨询专业的医生。还有一部分患者四处求医，看了很多家医院。患者为了快点好，就把几个医生开的药都吃了。这样做，痛是止住了，胃却不舒服了。事实上，这种做法是很危险的。这些消炎止痛药在体内分解代谢的时间不同，多种相同类型的药物吃进去，会导致体内药物浓度过高，不但不能增强止痛疗效，反而会增加药物不良反应，长期联合服用多种止痛药往往会增加肝肾毒性，甚至出现胃黏膜损伤、出血。因此，一定要咨询专业的医生，切勿盲目追求"快点好"而自己乱用药。

总而言之，骨关节炎是很常见的慢性关节疾病，表现为关节疼痛、畸形，最终可导致慢性残疾。随着人口老龄化的进展，骨关节炎正迅速成为社会、家庭的医疗和经济负担。患者应及时就诊，在风湿免疫科医生的指导下早期诊断，预测可能影响预后的危险因素，早期进行治疗和康复训练。

天天博士小贴士

骨关节炎最重要的是注意关节的"保养"和康复训练。

银屑病关节炎："牛皮癣"引发的关节炎 》》

说起"牛皮癣"，几乎无人不知，无人不晓。"牛皮癣"在医学上称为银屑病，此病属于免疫系统相关疾病，可累及全身各大系统。换句话说，"牛皮癣"不仅仅是在皮肤上"折磨你"，不是挠挠痒就可以解决的，例如，当银屑病合并关节炎时，事情可就没那么简单了。

银屑病关节炎（PsA）又名关节病型银屑病，是一种与银屑病相关的炎性关节病，引起银屑病皮疹，并导致关节和周围软组织疼痛、肿、压痛、僵硬和运动障碍，部分患者可有骶髂关节炎和（或）脊柱炎，病程迁延、易复发，晚期可出现关节强直，导致残疾。

该病在中国的发病率不高，约为0.2%，好发年龄为30～50岁，女性比男性更易罹患。目前，该病的发病机制尚未明确，与大多数风湿免疫病病因类似，主要与遗传、免疫、环境、感染之间复杂的相互作用有关。

银屑病关节炎通常起病隐匿。关节疼痛常比类风湿关节炎轻，但偶尔会像急性痛风发作那样骤然发病。关节症状可与皮肤症状同时加重或减轻，可在银屑病多次反复加重后出现关节症状，抑或与脓疱型和红皮病型银屑病并发关节症状。

1. 银屑病关节炎的症状

（1）关节表现。关节症状多种多样，四肢外周关节和脊柱均可累及。根据临床表现可分为以下类型：①单关节炎或少关节炎型。病变以手、足远端或近端指（趾）间关节为主，膝、踝、髋、腕关节亦可受累，分布不对称，可合并关节滑膜炎和腱鞘炎，受损指（趾）可呈现典型的"腊肠指（趾）"，常伴有指（趾）甲病变。1/3～1/2此型患者可演变为多关节炎类型。②远端指间关节型。病变累及远端指间关节，也就是靠近指甲的小关节，通常与银屑病指甲病变相关。③残毁性关节型。受累指、掌、跖骨可有骨溶解，表现为"望远镜"样畸形，此类患者常伴发热和骶髂关节炎，且皮肤病变严重。④对称性多关节炎型。此型患者远端和近端小关节均可受累，但是表现为对称性病变，需与类风湿关节炎进行鉴别。⑤脊柱病型。男性患者多见，以脊柱和骶髂关节病变为主（常为单侧），有腰背痛或胸壁痛等，严重时可引起脊柱融合，骶髂关节模糊，关节间隙狭窄甚至融合，类似强直性脊柱炎。

（2）皮肤表现。皮损是最为典型的病变，好发于头皮及四肢伸侧，尤其是肘、膝部位，呈散在或广泛分布，但值得注意的是，头发、会阴、臀、脐等部位的皮损容易被忽略。皮损大多呈丘疹或斑块，呈圆形或不规则形，表面有丰富的银白色鳞屑，去除鳞屑后为发亮的薄膜，除去薄膜可见点状出血，该特征对银屑病具有诊断意义。

（3）指（趾）甲表现。约80%的银屑病关节炎患者有指（趾）甲病变，而无关节炎的银屑病患者指甲病变仅占20%。出现顶针样凹陷（多于20个）是银屑病关节炎的特征性变化，也可表现为指甲脱离，甲床皮肤增厚、变色等。

（4）其他表现。①全身症状。少数有发热、体重减轻和贫血等。②系统性损害。部分患者有眼部病变，如结膜炎、葡萄膜炎、虹膜炎和干燥性角膜炎等；少部分患者出现主动脉瓣关闭不全，常见于疾病晚期，另有心脏肥大和传导阻滞等；肺部可见肺纤维化；胃肠道可有炎性肠病，罕见淀粉样变。③起止点炎。主要表现为足跟痛，特别是在跟腱和跖腱膜附着部位的起止点病。

因此，有银屑病病史的患者，如果出现关节疼痛等表现，需要警惕银屑病关节炎。但部分患者的银屑病皮损要晚于关节表现出现，因此，保险起见，咨询医生是诊断该病最好的办法。

2. 银屑病关节炎的诊断

2006 年银屑病关节炎 CASPAR 的诊断标准为，存在炎性关节炎（包括关节、脊柱或附着点）且满足 CASPAR 得分不超过 3 分：①发现银屑病的现病史（2 分）、既往银屑病史（1 分）或家族史（1 分）；②典型的银屑病指甲改变（1 分），包括甲剥离、顶针样凹陷、过度角化等表现；③类风湿因子阴性（1 分），可用除凝胶法外的其他方法检测，最好采用酶联免疫吸附试验或比浊法；④现发指（趾）炎（1 分）或既往指（趾）炎病史（1 分）；⑤影像学表现，关节周围新骨形成（1 分），手足平片可见关节周围异常骨化（需排除骨赘形成）。

同大多数风湿免疫病一样，本病治疗目的在于缓解疼痛，延缓关节破坏，控制皮肤损害。治疗方案也因人而异。

3. 银屑病关节炎的治疗

（1）一般治疗。任何疾病的治疗都离不开一般治疗。首先，应该调节个人情绪，缓解精神紧张，保持心态稳定；其次，饮食上限制饮酒、高盐和腌菜，禁止吸烟，多吃各种蔬菜和水果；最后，适当进行运动（如太极、瑜伽、游泳）、物理治疗、推拿和针灸治疗。肥胖者建议减肥，控制体重。

（2）药物治疗。说到用药，万变不离其宗，其治疗方案其实与类风湿关节炎的很相似。最常用的首先是非甾体抗炎药，其次是改善病情抗风湿药，如氨甲蝶呤、柳氮磺吡啶、来氟米特、环孢素等，临床数据表明，它们对外周银屑病关节炎治疗有效，但对中轴型效果不显著。另外，糖皮质激素也是抗炎利器，但一定要在医生指导下使用；而生物制剂则是近年来兴起的治疗银屑病关节炎的强力有效手段，能够改善关节炎的预后，极大提高患者的生活质量。目前，我国批准用于银屑病治疗的生物制剂包括肿瘤坏死因子 - α 抑制剂、白介素 - 12/23 抑制剂、白介素 - 17A 抑制剂、JAK 抑制剂等。最后就是中医中药了，研究显示，雷公藤多苷、白芍总苷等中药提取物对银屑病关节炎有效。

尽管银屑病关节炎的患者有很多，但他们仍然存在一些知识盲点和误区，因而造成了不同程度的延诊和误诊。比如，得了银屑病，如果出现关节炎症状，是否就是银屑病关节炎？其实，银屑病患者有炎性关节炎表现确实可以诊断为银屑病关节炎，但前提是要先排除其他关节炎，如类风湿关节炎、强直性脊柱炎、骨关节炎等。

古希腊人认为银屑病是"众神的诅咒"，可见其危害之严重。但是，只要坚持规律治疗，患者的生活质量是可以达到正常人水平的。

天天博士小贴士

银屑病患者出现关节疼痛不适时，需要考虑患银屑病关节炎的可能性，应该去风湿免疫科积极治疗。

反应性关节炎："城门失火，殃及池鱼" ≫

在风湿免疫病这个大家族里，有各种各样的关节炎，比如类风湿关节炎、骨关节炎、强直性脊柱炎、风湿热等，我们多多少少对这些病有所耳闻，但"反应性关节炎"这个名称似乎有些陌生。那么，什么是反应性关节炎呢？它其实是指继发于身体其他部位感染的急性非化脓性关节炎，其中，泌尿生殖道或肠道感染后的反应性关节炎最为常见。

实际上，早期反应性关节炎一直被认为是一种具有关节炎－尿道炎－结膜炎三联征特点的疾病，被称作赖特综合征。赖特综合征在一定意义上代表了反应性关节炎。反应性关节炎的发病机制尚未完全明确，目前认为多数由某些病原微生物引起的泌尿生殖系统或肠道感染所诱发，常见微生物包括肠道、泌尿生殖道、咽部及呼吸道感染菌群，甚至是病毒、衣原体及原虫等。1%～3%的肠道或泌尿生殖道感染患者在第2周至第4周可诱发反应性关节炎。这些病原体的抗原成分可能诱导患者外周血中T细胞异常活化，从而引起一系列免疫反应，使我们的免疫系统失去辨别能力，攻击人体正常的关节组织和细胞。研究认为，骨骼上的肌腱附着点可能是反应性关节炎最初的免疫反应发生的部位之一，是肌腱端炎发生的病理生理基础。

反应性关节炎典型的症状是急性起病的关节肿痛，常常仅累及1～3个小关节，大多在感染后1～4周内发生。最常受累的关节是下肢关节，如膝关节、脚踝或者足部的其他小关节。但它不仅是关节炎症病变，还是一种全身性免疫性疾病，严重的情况下还会伴有明显的全身症状，如疲乏、全身不适、肌痛及低热，少数患者可有中度发热。跟腱炎、足底筋膜炎等肌腱端炎也比较常见，表现为肌腱在骨骼附着点局部的疼痛及压痛，跟腱、足底肌腱、髌腱附着点及脊柱旁最易受累。

反应性关节炎还有很多特征性的表现。比如，口腔溃疡就是反应性关节炎皮肤黏膜的常见表现之一，主要为浅表、无痛的小溃疡；在有淋球菌感染后的反应性关节炎患者中，还会有指甲粗糙、增厚，手掌及足底的皮肤溢脓性角化症等特征性表现；在有耶尔森菌感染的小部分患者中还会出现结节红斑。反应性关节炎的眼部损害也比较常见，其可以是本病的首发症状，主要表现为畏光、流泪、眼痛、视力下降，可以累及眼的多个部位，导致结膜炎、巩膜炎、角膜炎、虹膜炎及虹膜睫状体炎。一旦有眼部症状出现，一定要寻求专科诊治，以免出现永久性的眼损害。反应性关节炎还可以引起心脏传导阻滞、主动脉瓣关闭不全、中枢神经系统受累及渗出性胸膜炎。个别患者可在病程中出现蛋白尿及镜下血尿，但一般无严重肾损害。

反应性关节炎需要做哪些检查呢？首先，此病是感染诱发的疾病，因此，做尿、便、咽拭子及生殖道分泌物培养对诊断及鉴定致病菌类型有重要意义；其次，血沉、C-反应蛋白、关节液及自身抗体检查对反应性关节炎的诊断无特异性，但有助于病情评估及与其他关节病的鉴别诊断；在症状不典型的患者中，*HLA-B27* 阳性提示反应性关节炎的可能性，但其阴性也不能除外本病的诊断。

虽然上面介绍了不少关于反应性关节炎的症状和检查，但在实际生活中，由于其常见于 18～40 岁的男性患者，且会出现关节红肿热痛的症状，许多人常常将它与痛风、急性风湿热、感染性关节炎等疾病相混淆。那么，我们该如何将反应性关节炎与其他类似的疾病区分开呢？

关节红肿热痛是许多风湿免疫病都会出现的症状，但反应性关节炎有自己的特点：除了关节炎出现前有感染病史，反应性关节炎还有结膜炎、虹膜炎、尿道炎等症状。反应性关节炎表现为关节肿胀、发热、发红、活动关节时剧烈疼痛，关节中可有积液；出现尿道炎时可出现尿频、尿急、尿痛等；出现结膜炎时表现为结膜充血、疼痛、流泪。

如果是感染性关节炎，常常表现为单关节炎，并伴有高热、乏力等中毒症状，关节滑液有明显炎症改变，白细胞每升计数常大于 5×10^{10}，滑液培养可以发现致病菌；而痛风性关节炎常常发生在第 1 跖趾关节和跗骨关节，疼痛发作起来剧痛难忍，患者常为中老年人，有高嘌呤饮食史，血尿酸水平明显升高；风湿热则多发生在青少年、年轻人中，发生关节痛的 2～3 周前曾有咽痛、发热等感冒症状，抗链球菌溶血素 O 抗体可为阳性。

那么，得了反应性关节炎该怎么办呢？遗憾的是，目前尚无特异性或根治性的治疗方法。与其他炎性关节病一样，反应性关节炎治疗的目的亦在于控制和缓解疼痛，防止关节破坏，保护关节功能。

首先，口腔和生殖器黏膜溃疡多能自发缓解，无须治疗。而急性关节炎期间则需要卧床休息，待急性炎症症状缓解后，应尽早开始关节功能锻炼。

其次，关节疼痛可以通过非甾体抗炎药消炎镇痛，减轻关节肿胀和疼痛，同时增加活动范围，是早期或晚期患者症状治疗的首选。如果非甾体抗炎药不能够有效患者症状，或者关节破坏加重，可以考虑使用改善病情抗风湿药，如氨甲蝶呤、柳氮磺吡啶等。

最后，关于抗生素是否应该应用于反应性关节炎的治疗，目前仍有争议。用与不用，最好还是交给风湿免疫科医生来判断。

对于已经确诊的反应性关节炎患者而言，除了积极配合治疗外，日常生活中还可以做这些：①尽量避免感染的危险因素。反应性关节炎可因病原微生物感染而反复发作，因此，尽量避免感染是预防疾病的第一要务，良好的卫生习惯是关键。②疾病缓解后要适当锻炼身体，增强抵抗力，但也要注意防寒保暖，切勿过度疲劳。③饮食均衡营养，少吃辛辣、肥甘厚腻的食物。养成良好的生活作息规律，尽量避免熬夜。

大多数反应性关节炎患者经过规范治疗可以在 2 年内达到完全缓解，部分患者可能进展为脊柱关节炎。因此，患者不必过度焦虑，应保持乐观的心态，树立信心积极配合医生治疗。

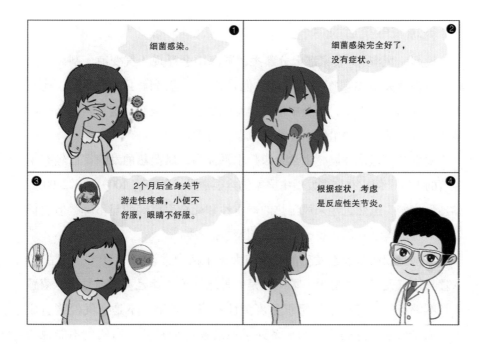

天天博士小贴士

　　反应性关节炎，简单来说就是身体感染某些微生物之后，出现的免疫系统异常活化导致的关节炎、眼炎及尿道炎等炎症性表现。

链球菌感染后的关节炎和风湿热　▶▶▶

　　说起"风湿"，大家都十分熟悉，脑海中会浮现天气变凉、刮风下雨时全身多处关节出现疼痛的画面。但是，一些患者除了关节疼痛，连心脏、皮肤和皮下组织，甚至中枢神经系统都会出现病变，这又是怎么一回事呢？这与接下来要给大家介绍的风湿热有关。

　　随着社会经济发展、生活及医疗水平提高，风湿热的发病率已经有了显著的下降，但它在许多发展中国家仍然很常见，每年有1000万～2000万的新发病例。虽然近年来风湿热的严重性和死亡率已经明显下降，但它仍然是一种危害公众的疾患，需要我们警惕。

　　风湿热到底是怎么发生的呢？与大家生活中常说的"寒气""湿气"入侵身体有关吗？实际上，风湿热是一种继发于A组乙型溶血性链球菌感染性咽峡炎的全身性结缔组织免疫炎性疾病。风湿热不是寒气侵袭造成的，而是由细菌感染造成的一系列类似后遗症的病症。当然也不能说与"寒气""湿气"完全无关，因为A组乙型溶血性链球菌感染容易发生在冬、春季节，也就是寒冷、潮湿的季节。

　　这种A组乙型溶血性链球菌在入侵人体后，最容易导致的就是咽喉炎、扁桃体炎等，一开始可能只是有些发烧、咽痛、咳嗽、全身疲乏、胃口差等普通感冒症状,吃点感冒药就没什么不舒服的感觉了。当你以为"感冒"已经好了的时候,其实A组乙型溶血性链球菌导致的免疫反应还在继续。一般在1～6周后,身体就开始出现关节炎、心脏炎等各种症状。

很多朋友肯定会问:为什么一个看似普通的咽炎最后会导致关节炎和心脏炎这些看似毫不相干的疾病呢?

这就要谈到风湿热的发病机制了。简单地说,A组乙型溶血性链球菌的一些成分或者其分泌的某些成分与人体心脏内膜及关节等组织成分相似,会激活身体的获得性免疫系统,前文我们提到过,在获得性免疫系统激活之后,会使机体产生针对这些成分的特异性抗体。这些抗体会攻击杀死A组乙型溶血性链球菌,同时也会产生交叉反应,对我们人体正常的心脏和关节细胞发起攻击,破坏正常结构,导致疾病发生。

那么,什么样的人容易得风湿热呢?虽然风湿热可以发生在任何年龄,但5～15岁的儿童及青少年是最高发的人群。若不及时给予抗炎治疗,超过一半的患者会出现多关节炎,严重者可以累及十几个关节。风湿性多关节炎的疼痛剧烈、难以忍受,但持续时间较短暂,一般不会超过1个月,并不会出现关节变形等后遗症。但关节不痛绝不是因为痊愈了,关节炎在接下来的时间里还会不断发作。有研究显示,风湿热的复发率最高可以达到50%,常在第一次发病的3～5年内复发。

刚刚所说的关节痛是风湿热最常见的表现,虽然痛,但一般不会影响关节的功能。接下来介绍的心脏炎就是风湿热最重要、最需要警惕的疾病表现了。儿童患者中高达65%～80%都有心脏病变。急性风湿性心脏炎是儿童期充血性心力衰竭最常见的原因。心脏炎包括心肌炎、心内膜炎及心包炎。患儿可能出现心率快、心脏扩大、心脏杂音和心律失常等表现,严重者可以出现心前区疼痛、心包积液等症状。这种心脏炎症越早治疗越容易治愈,如果病情得不到及时诊断,拖延太久,就可能会发展为慢性心脏病。

风湿性心脏病是世界上后天性心瓣膜病最常见的病因。风湿热一旦累及心脏,就很容易造成实质性的损伤。这种链球菌对心脏的伤害可能很隐匿，患者常感受不到任何不适的症状，但细菌却会持续地损伤心脏瓣膜，这些伤害日积月累，在 10 ～ 20 年后形成风湿性心脏病，出现明显的症状。患者会有活动耐量下降，容易气喘、呼吸困难等不适，疾病后期容易出现心力衰竭，死亡率明显升高。因此，早期预防和治疗对风湿热儿童患者的意义是非常大的。

大家可能听说过舞蹈症。舞蹈症并不是说跳舞是一种病，而是这种病发病的时候，身体会像跳舞一样动，而且不受自己的控制。链球菌感染也常常导致舞蹈症。它是一种神经失调性疾病，由链球菌侵犯中枢神经系统所致，会使患者出现不连贯、无目的的不自主运动，如做鬼脸或者出现不合时宜的笑。不仅如此，患者还可能出现情绪改变，如突然出现哭闹、焦虑等。由于它常常发生在儿童身上，因此会给儿童的生活带来严重困扰，并对他们的人格发育和人生轨迹带来重大负面影响。由此可见，风湿热仍然是一种不容轻视、需要积极防治的疾病。

风湿热的其他症状还包括皮下结节和环形红斑、发热、肚子痛等。其中，它的皮下结节是比较特别的，摸起来比较硬，不痛不痒，常常长在骨头隆起处的皮肤表面，比如肘关节最突出的鹰嘴处，左右对称分布；并且在发病后几周就会出现，常常提示患者风湿热疾病处于活动期。

那么，需要做哪些检查才能明确是否有风湿热呢？可做链球菌感染相关指标检查，如咽拭子检查，但这个检查阳性率较低，只有 20% ～ 25%。还有一个非常重要的检查就是抗链球菌溶血素 O，滴度 1 : 400 为阳性，一般在感染 2 周后出现（阳性率 50% ～ 75%）。此外，抗 DNA 酶 – B 的检查也很重要，它对风湿热的阳性率高达 80%。如果联合抗链球菌溶血素 O 和抗 DNA 酶 – B，阳性率可超过 90%。

当然，和很多风湿免疫病一样，风湿热也会导致血沉及 C – 反应蛋白等炎症指标的升高，但是一般在急性期升高，随着疾病的发展，血沉及 C – 反应蛋白可逐渐正常。

风湿热常见的并发症就是心脏炎症，所以心电图和心脏彩超检查是必不可少的。

风湿热该如何诊断呢？可以参考 2002 年 WHO 提出的风湿热和风湿性

心脏病（简称风心病）的诊断标准（表4）。如果出现不明原因的关节炎、心脏炎、舞蹈症、特征性的皮疹，应及时就诊，接受正规治疗，以免引发后遗症。

表4　2002年WHO对风湿热和风心病的诊断标准（在1965年及1984年基础上修订）

诊断分类	标准
初发风湿热	2项主要表现或1项主要表现及2项次要表现，加上前驱的A组链球菌感染证据（诊断要慎重，定期随访）
复发性风湿热不患有风湿性心脏病	2项主要表现或1项主要表现及2项次要表现，加上前驱的A组链球菌感染证据（排除感染性心内膜炎）
复发性风湿热患有风湿性心脏病	2项次要表现加上前驱的A组链球菌感染证据
风湿性舞蹈症	其他主要表现或A组链球菌感染证据（可不需要）
隐匿发病的风湿性心脏炎（排除感染性心内膜炎）	—
慢性风湿性心瓣膜病（患者第一时间表现为单纯二尖瓣狭窄或复合性二尖瓣病和/或主动脉瓣病）	不需要其他任何标准即可诊断风湿性心脏病（排除先天性心脏病）
主要表现	心脏炎、多关节炎、舞蹈症、环形红斑、皮下结节
次要表现	临床上：发热，多关节痛。实验室：急性期反应物升高（血沉或白细胞计数）。心电图：PR间期延长
近45天内有支持前驱的链球菌感染证据	抗链球菌溶血素O或其他链球菌抗体升高，咽拭子培养阳性或A组链球菌抗原快速试验阳性，或新近患猩红热

确诊为风湿热后该如何治疗呢？风湿热患者一定要先卧床好好休息，特别是同时伴有心脏炎的患者。直到疾病活动指标下降到正常水平才能适

当活动，但短时间内仍然不能剧烈运动。

药物方面，青霉素仍然是治疗 A 组乙型溶血性链球菌的首选药物，比如长效青霉素（苄星青霉素）肌内注射。如果对青霉素过敏，还可以选择红霉素、头孢类及阿奇霉素。对于关节炎的症状，我们可以对症给予非甾体抗炎药物治疗，如果合并心脏炎症，可以给予激素类药物。

风湿热是一种能够预防的疾病，防止链球菌感染就是预防风湿热最重要的环节。首先，应该避免受凉感冒，注意居住环境的卫生，经常参加体育锻炼，提高自身健康水平。其次，如果患有急性扁桃体炎、咽喉炎、中耳炎、猩红热等疾病，就需要提高警惕了，因为这些病也是由溶血性链球菌感染引起的，应该尽早就诊并进行规范的抗生素治疗，彻底杀灭细菌。最后，慢性化脓性扁桃体炎每年发作 2 次以上的患者可以考虑是否需要手术摘除扁桃体，以减少风湿热发病可能。

刚刚介绍的是如何预防风湿热发病，那么风湿热患者又需要注意什么呢？风湿热患者需要积极预防疾病的复发。一般每月要进行 1 次青霉素肌内注射。这个治疗要持续多久呢？这就要因人而异了，但有一个原则，就是需要在医生指导下使用和调整药物，切忌自己随意停药。

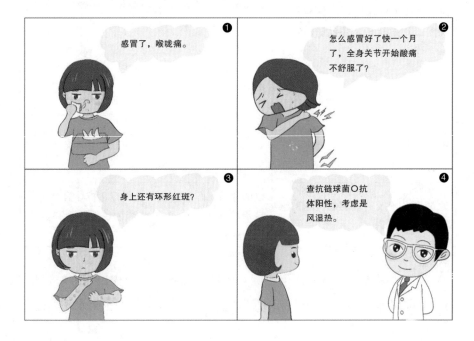

天天博士小贴士

　　风湿热和 A 组乙型溶血性链球菌感染有直接关系，如果在感冒、发烧、喉咙痛之后出现持续关节炎、心脏不适或者特征性的皮疹，就需要考虑风湿热的可能性。

幼年特发性关节炎：儿童也会有风湿免疫病 》

　　如果一位耄耋老人罹患风湿病，大家可能会觉得很正常，要是说一个小孩子患上了风湿病，这恐怕会令人难以置信。事实上，风湿免疫病作为侵犯骨、关节及周围软组织（如肌肉、滑囊、肌腱、筋膜、韧带、神经等），造成关节炎、肌肉疼痛、肾脏损害、心脏损害、血管损害等多种关节及关节外症状的一大类疾病，并不是一般人所认为的只发生于老年人，它也能发生于儿童。幼年特发性关节炎（JIA）是儿童最常见的风湿免疫病，也是儿童后天性残疾的主要原因。幼年特发性关节炎发病率为 0.8 ～ 22.6/10 万人，患病率为 7 ～ 401/10 万人，在亚洲，患病率约为 100/10 万。由于它们的起病方式、病程和转归各不相同，目前推测病因、发病机制也不相同。也就是说，幼年特发性关节炎其实并非一种疾病，而是多种疾病的统称。

　　幼年特发性关节炎的发病机制十分复杂，目前仍在不断探索之中，现已发现其与环境、感染、基因及免疫应答等多种因素均相关。幼年特发性关节炎的发病和免疫因素密切相关。关节滑膜和滑液中富含一种效应 T 细胞，可以分泌大量的促炎性细胞因子，如白介素 - 17 和白介素 - 22。而白介素 - 8 又可以招募中性粒细胞，促进白介素 - β 和肿瘤坏死因子分泌继而诱导基质金属蛋白酶的分泌及活化破骨细胞，导致骨质破坏。不同分型幼年特发性关节炎发病机制不尽相同，因为此疾病的异质性、分类多、差别大，临床的诊断与治疗并不容易，致残率、致死率较高。幼年特发性关节炎的诊断目前仍比较常用的是国际风湿病联盟（ILAR）于 2001 年提出的幼年特发性关节炎分类标准，可分为全身型幼年特发性关节炎、多关节型幼年特发性关节炎、少关节型幼年特发性关节炎、与附着点炎症相关的关节炎银屑病关节炎等亚型。

幼年特发性关节炎事实上是一种排除性诊断，就是把别的疾病都排除掉之后才能下这样的诊断，所以就诊时常常要做全面的临床评估，除了询问患者本身的情况，也要注重家族史，其中，症状方面应注意是否存在发热、疼痛和晨僵。在进行第一次全身评估和每次随访时应该做非常详细的身体检查。

由于幼年特发性关节炎有以上多种分类，每种疾病类别又有着不同的临床表现、遗传背景和发病机理，因此，其病因目前尚未明确，且机制复杂，缺少特异性特征，治疗有一定的难度。目前，幼年特发性关节炎治疗的主要目标是通过药物应用来控制炎症，尽可能达到疾病缓解。早期开始治疗能够有效地改善预后，提高生活质量，缩短疾病活动时间，减少关节的长期损伤，避免致残、致死。

在一般治疗上，应迅速解决急性发热、关节肿痛等症状，一线药物为非甾体抗炎药。布洛芬、吲哚美辛和萘普生是最常用的非甾体抗炎药，这些药物的主要作用是能够缓解幼年特发性关节炎患者关节活动度低的问题，治疗后起效较快，能够迅速减轻疼痛，改善炎症。但是，非甾体抗炎药只能控制症状，不能改变幼年特发性关节炎的病程，一般来说对于低疾病活动性的患者，可以单独使用非甾体抗炎药作为初始治疗方案。若疾病在 1～2 个月的治疗后仍然没有得到控制，则需要加用以下缓解病情的药物，非甾体抗炎药为辅助治疗药物。

氨甲蝶呤是治疗幼年特发性关节炎的一种较安全且效果明确的药物，目前各类指南推荐早期予患者氨甲蝶呤治疗，且为达到比较好的效果，常需要长时间用药。羟氯喹、柳氮磺胺吡啶、来氟米特、环孢素 A、环磷酰胺、沙利度胺也是常用的改善病情抗风湿药。这类药物可减轻幼年特发性关节炎症状，但不能阻止关节破坏。还有激素类药物，如常用的醋酸甲基强的松龙、盐酸曲安奈德、地塞米松、甲泼尼龙，能够有效地抗炎，缓解关节疼痛、肿胀、高热等症状，但对 16 岁以下儿童发育时期的身高、体重等影响较大，且停药后仍会有严重复发的风险。因此，糖皮质激素一般不作为单独使用的药物，且需要严格遵循医嘱执行。

除上述一些传统药物外，现在生物制剂也已经成了治疗幼年特发性关节炎的重要药物。生物制剂通过阻断相关靶点来起效，从而控制临床症状。

尽管中国的幼年特发性关节炎患者人数很可能远比欧美国家的要少，但由于国内儿童风湿免疫病学研究起步较晚，我们并不确定中国的幼年特发性关节炎的流行情况。中国儿童的幼年特发性关节炎诊疗水平也相对不高。因此，对于风湿免疫科医生来说，这也是一个巨大的责任和挑战。

由于没有针对该疾病的特异性的实验室检查，患者可能在发病时被误诊，从而错过最佳治疗时间，导致严重的后果。不过，现在人们对这类疾病有越来越深入的认识，并且随着各类实验室检查的不断完善，以及影像学检查发挥越来越重要的作用，使幼年特发性关节炎的早期诊断获得了更加充足的依据。尽管如此，幼年特发性关节炎仍然是风湿免疫科及儿科的难题，传统的非甾体药物、免疫抑制剂（改善病情抗风湿药）和激素在治疗中可能对患者无效，甚至出现副作用。新药物的发现，为幼年特发性关节炎治疗提供了治疗的可能，而疾病管理的进步，也能够提高幼年特发性关节炎的治疗效果。

随着幼年特发性关节炎分类及治疗更加明确及规范化，对这类疾病的治疗效果也越来越好，大部分的患儿病情均能有效缓解，能够进行正常的学习和生活。有一点很重要，那就是治疗过程中患病儿童及其家属要积极配合，因为对幼年特发性关节炎的治疗是一个很长的过程，只有医生和患者彼此通力协作，才能获得最好的治疗效果。

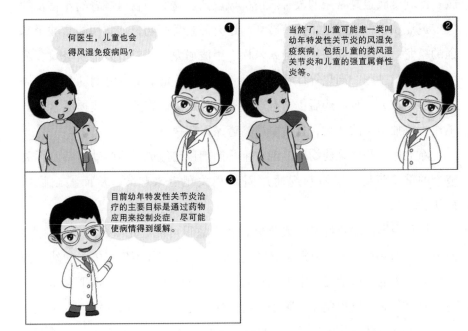

① 何医生，儿童也会得风湿免疫病吗？

② 当然了，儿童可能患一类叫幼年特发性关节炎的风湿免疫疾病，包括儿童的类风湿关节炎和儿童的强直属脊性炎等。

③ 目前幼年特发性关节炎治疗的主要目标是通过药物应用来控制炎症，尽可能使病情得到缓解。

天天博士小贴士

很多朋友都以为风湿免疫病是大人才会得的疾病，其实小朋友也会得，如幼年特发性关节炎等。

痛风性关节炎：都是生活太好惹的祸 》》

痛风性关节炎是常见的风湿免疫病之一。体内血清尿酸升高，尿酸盐结晶沉积在关节、肌肉及肾脏，从而导致关节反复疼痛。高尿酸血症是导致痛风的直接因素。近年来，随着国民生活水平提高，饮食结构改变，高尿酸血症发病率明显升高，成为继高血压、高血糖、高血脂"三高"之后的"第四高"。据统计，我国目前有高尿酸血症患者 1.6 亿（约占总人口的 10%），痛风患者数量超过 1600 万。因此，高尿酸血症及痛风是常见病、多发病。此外，痛风患者平均年龄为 48.28 岁（男性为 47.95 岁，女性为 53.14 岁），逐步趋年轻化，男女比例约为 15∶1。

1. 高尿酸血症

尿酸，是机体嘌呤代谢的产物，人类身体里的嘌呤有 80% 来自自身代谢，其余 20% 则来自食物。而针对尿酸，机体也会有相应的"处理工序"，1/3 的尿酸在体内通过粪便排出体外，还有 2/3 的尿酸经过肾脏随尿液排出体外。人体存在着尿酸生成和排泄的一个平衡，一旦这个平衡被打破，尿酸生成增多或者排泄减少，便会造成血尿酸升高。其中，男性超过 420 微摩尔/升，女性超过 380 微摩尔/升就会引起高尿酸血症。随着人们生活水平的大幅提高，生活方式和饮食结构发生了显著的变化，高尿酸血症患病率逐渐升高，与高血压、高血糖、高血脂共称"四高"。

2. 高尿酸血症与痛风

长期的高尿酸血症，尿酸日积月累地沉积在关节局部，会最终导致局部炎症，引起关节红肿热痛。痛风的病因和发病机制尚不清楚，但高尿酸血症是痛风最重要的生化基础。有研究表明：血清尿酸浓度为 7.0～8.9 毫克/分升，痛风的年发病率为 0.5%；血清尿酸浓度高于 9 毫克/分升，痛风的年发病率为 4.9%，5 年累积发病率可高达 22%。据统计，10% 以上的高尿酸血症患者会发生痛风性关节炎，从而导致痛风急性发作。当痛风性关节炎首次发生或发生肾结石时，患者由无症状高尿酸血症转为痛风。因此，高尿酸血症是导致痛风的直接因素，当血清中的尿酸浓度超过最大的溶解极限时，就会形成高尿酸血症，导致尿酸盐结晶沉淀，

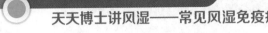
从而诱发大量炎症细胞和炎症介质参与的一系列炎症反应，最终导致痛风急性发作，出现关节剧烈疼痛等症状。

3．痛风发作主要诱因

大部分痛风患者首次发作没有明显预警信号，通常是疼痛骤然降临以致夜间惊醒。其实，痛风急性发作是有诱因的。尿酸是痛风发作的关键触发器，一系列引起尿酸快速生成及促进尿酸盐结晶形成的因素都可以成为急性痛风发作的诱因。但男女发病诱因有很大差异，男性患者主要为饮酒诱发（25.5%），其次为高嘌呤饮食（22.9%）和剧烈运动（6.2%）；女性患者则主要为高嘌呤饮食诱发（17.0%），其次为突然受凉（11.2%）和剧烈运动（9.6%）。

（1）高嘌呤饮食。高嘌呤饮食是最主要的诱因，因为尿酸就是由嘌呤逐步在体内分解形成的。因此，高尿酸血症、痛风的患者需要严格控制高嘌呤食物的摄入。饮食是嘌呤的主要来源，限制肉类、海鲜等高嘌呤饮食的摄入，将有助于降低痛风发作的风险。

（2）剧烈运动。运动同样可以诱发急性痛风发作。急性痛风是由大量炎症细胞和炎症因子导致的典型炎症反应。在剧烈运动后，体内存在能量的代谢过程，而作为能量储存形式的 ATP，有研究表明，它可以调节炎症因子（如白介素 -1β）的产生，从而导致炎症扩展，诱发痛风。另外，剧烈运动也可以直接促进血液中尿酸浓度升高，增加痛风发作的风险。再者，运动后产生的大量乳酸也可以通过影响血液中尿酸的排泄，间接引起尿酸值升高。

（3）酒精摄入也与痛风息息相关。大量研究表明，经常性饮酒是痛风发作的危险因素。酒精能加速能量 ATP 代谢，使尿酸生成增多，急性饮酒过量也可加剧高尿酸血症，长期饮酒更可刺激嘌呤生成增加。

（4）突然受凉也是痛风发作的一大主因。这与尿酸盐结晶的形成环境有关系，在低温情况下，尿酸更容易形成沉淀。痛风之所以经常发生在大拇趾，很有可能是因为此处体温低，尿酸易结晶，从而诱发炎症。

（5）使用降尿酸药物。在开始服用降尿酸药物的 3～6 个月，降尿酸药物发挥作用，使血液中尿酸骤然降低，关节中沉积的尿酸被溶解为尿酸结晶，整个过程极易诱发炎症反应，导致痛风急性发作。不过，如果在此时配合服用小剂量非甾体抗炎药或者秋水仙碱，就可以达到预防急性发作的效果。

除了以上因素，情绪刺激、创伤、手术、感染等都可诱发痛风，也应该警惕。

4. 痛风急性发作的临床表现

痛风一般分为急性期和慢性期，表现各不相同。痛风急性发作，简单总结就是单个关节的红、肿、热、痛，主要是指急性痛风性关节炎，85%～90%首次发作累及单一关节，以第1跖趾关节最为常见，也就是常说的"足痛风"。急性痛风发作的典型特征是急性晶状体滑膜炎，多于夜间突然发作，关节剧痛难忍，发生数小时内，受累关节红肿热痛及有明显压痛。这种发作通常在1～2周内完全缓解。其余常见受累关节依次是足背、踝关节、足跟、膝关节、腕关节、手指和肘关节。痛风急性发作很少累及肩关节、髋关节、脊柱、骶髂关节、胸锁关节、肩锁关节或颞颌关节。部分患者可伴有全身症状表现，如白细胞增多、发热及红细胞沉降率增快。

5. 高尿酸血症的危害

痛风的间歇期，也称为慢性期，此期一般没有症状出现，很多患者因此放松警惕，没有严格遵循低嘌呤饮食原则，未规律服用降尿酸药物。随着病情进展，发作次数逐渐增多，疼痛症状持续时间延长，无症状间歇期逐渐缩短，且受累关节逐渐增多，不仅出现痛风石，转为慢性痛风性关节炎，还会不同程度地出现尿酸盐肾病、尿酸性尿路结石、急性尿酸性肾病等。

无症状的高尿酸血症——肾脏疾病是高尿酸血症常见的并发症之一。20%～40%的患者会出现蛋白尿，通常是轻微且间歇性出现。长期尿酸盐晶体沉积在肾脏，形成尿酸盐性肾病。10%～25%的原发性痛风患者会有肾结石的表现。当尿酸盐浓度长期升高，男性超过13毫克/分升或女性超过10毫克/分升时，高尿酸血症就可以引起慢性肾疾病。如果不及时治疗，会导致肾功能不全，最终进展为尿毒症。

高尿酸血症与高血压等心血管疾病密切相关。高尿酸血症可损害血管内皮细胞，造成肾损害，引起高血压。有学者发现，高尿酸血症还可能是青年男性患高血压的潜在危险指标。有研究表明，高尿酸会增加冠心病的发病率和死亡率，当血尿酸浓度大于 7.0 毫克/分升（420 微摩尔/升）时，冠心病患病风险将明显增加。

高尿酸与肥胖、高脂血症、糖尿病等相互影响。有研究发现，体重越重，患高尿酸血症的风险就越大。另外，75%～80% 的痛风患者合并高甘油三酯血症，80% 以上的高甘油三酯血症患者合并高尿酸血症。在糖尿病患者中，就有 2%～50% 合并高尿酸血症；7%～74% 的痛风患者合并糖耐量异常。

因此，千万不能忽视痛风慢性期，因为高尿酸血症不仅能引起痛风，还能够导致患各种疾病的风险增高，同时会导致患冠心病、脑卒中、肥胖及肾脏疾病等的风险显著增加。因此，也需要重视无症状的高尿酸血症。

6. 痛风需要完善的检验检查

痛风在临床表现方面虽然是比较典型的，但在临床上痛风性关节炎容易和骨关节炎、类风湿关节炎相混淆，另外，还易被部分经验不足的医师误诊，从而延误治疗的最佳时机。因此，需要精准的实验室和影像学的检查来帮助进一步明确诊断。除了测定血清尿酸，在急性发作时，由于全身炎症反应明显，会出现血沉及 C - 反应蛋白升高。另外，痛风常常合并其他疾病：①在合并肾功能损害时，查肌酐、尿素，结果会偏高；肾小球滤过率下降，严重者甚至可出现肾功能衰竭。②在合并高脂血症、高血压、糖尿病、肥胖、心脑血管疾病时，会出现相应检查指标的异常。因此，在进行检查时尽量定期复查尿常规、肝肾功能、血脂、血糖、血常规、血沉、C - 反应蛋白等指标，必要时完善关节穿刺液、关节 X 片、CT、MRI 及超声等影像学检查。

7. 痛风的药物治疗

在治疗方面，痛风急性期和间歇期是不同的，可简单总结为：急性期快速止痛，慢性期规律降尿酸；饮食控制，规律作息，适当运动。在痛风急性期，主要治疗目标是消肿止痛。常用的止痛药物如下：

（1）非甾体抗炎药（环氧化酶抑制剂）。这是《2016 中国痛风诊疗指南》中治疗急性痛风首选药物。其机制是抑制环氧化酶的活性，进而抑制炎症反应，从而达到止痛的效果。但根据作用机制的不同，非甾体抗炎药可进一步分为非选择性和选择性两类。非选择性非甾体抗炎药对胃肠道损伤（如胃肠道穿孔、消化道出血）风险相对更大。这类药止痛药有乐松、布洛芬、萘普生、双氯芬酸、吲哚美辛等。选择性非甾体抗炎药虽然胃肠道方面的副作用少（相比非选择性非甾体抗炎药类药物，胃肠道副作用降低了50%），但发生心血管疾病的风险相对要多，因此，合并心功能不全和心肌梗死者应避免使用。这类药有塞来昔布、依托考昔、美洛昔康等。

（2）秋水仙碱。秋水仙碱是较早应用在临床上治疗急性痛风的药物之一，主要通过抑制白细胞趋化和吞噬作用来减轻炎症反应，从而达到抗炎止痛的功效。《2016 中国痛风诊疗指南》建议：患者对非甾体抗炎药有禁忌证，可单独使用低剂量秋水仙碱进行治疗。低剂量的秋水仙碱（1.5～1.8毫克/天）与高剂量相比，药效无异，安全性更好，不良反应也更低。建议大家在服用秋水仙碱时采用小剂量的方案，每天吃 3～4 片（1.5～1.8毫克/天），分 2 次吃。秋水仙碱的常见副作用是腹泻，因此，一般出现腹泻就必须停药。另外，长期服用秋水仙碱的患者需要关注血常规的变化。

（3）激素类药物。短期（3 天）单用糖皮质激素（30 毫克/天）用于痛风急性发作，其镇痛效果与非甾体抗炎药相当，而副作用未见增加，尤其适用于秋水仙碱和非甾体抗炎药无效或有禁忌证时。关节腔局部注射激素，止痛效果快、副作用小。但长期大剂量使用激素会引起胃肠道反应等副作用，因此，既往有胃肠溃疡、胃出血的患者慎用激素。此外，激素对血糖和血压有一定的影响，有高血压和糖尿病的患者也需要衡量用药的利弊、谨慎使用。

（4）生物制剂。生物制剂主要有白介素 - 1 受体拮抗剂、肿瘤坏死因子拮抗剂两大类。目前，在临床上应用的白介素 - 1 受体拮抗剂主要有四种，分别为阿那白滞素、利纳西普、卡那单抗和 Gevokizumab，可用于非甾体抗炎药、秋水仙碱、糖皮质激素无效或有禁忌证的患者。肿瘤坏死因子拮抗剂可快速地缓解痛风急性发作的炎症，但临床应用则需要更多的医学循证证据。

（5）其他辅助方法。外贴止痛膏药或者中成药膏也是一种辅助止痛的方法。但因为痛风患者关节局部大多红肿，疼痛剧烈，所以外贴膏药效果有限，同时需要注意膏药是否会引起皮肤过敏。在药物治疗的同时，患者自身也可以通过减少关节活动、冰敷来辅助治疗，因为痛风在发作时，局部红肿热痛，冰敷可以降低皮温，缓解红肿和疼痛。切记不可在此时热敷，因热敷只会加重疼痛和关节肿胀。

8. 降尿酸的药物

在痛风间歇期，主要侧重于规律降尿酸。血清尿酸的饱和浓度为360 微摩尔/升，超过 360 微摩尔/升就可能有尿酸结晶沉积，沉积的尿酸结晶就会诱发痛风急性发作、形成痛风石或者肾结石等一系列的副作用。将血清尿酸降低到 360 微摩尔/升，沉积在身体的结晶就会从关节中溶解出来，慢慢地沉积的结晶溶解完了，痛风石消退了，痛风也就好了。目前降尿酸的药物主要有以下三类：

（1）抑制尿酸生成的药物别嘌醇。别嘌醇是降尿酸的一线用药，通过抑制黄嘌呤氧化酶来抑制尿酸生成。但它容易引起药物性皮疹、肝功能异常等，其中最严重的就是超敏反应综合征（AHS）。此病与人体内 *HLA-B* * *5801* 基因有关，有研究表明，很多汉族人携带 *HLA-B* * *5801* 基因。

（2）新型抑制尿酸生成药物非布司他。非布司他最早于 2009 年在美国上市，直到 2013 年我国才开始上市。其作用机制与别嘌醇大致相同，都是通过抑制黄嘌呤氧化酶来抑制尿酸生成，不同的是，非布司他能特异性抑制黄嘌呤氧化酶，对体内其他酶无影响。因此，相对来说，非布司他副作用较小。

（3）促进尿酸排泄的药物苯溴马隆。苯溴马隆作为促进尿酸排泄的药物，通过减少尿酸在肾脏的重吸收，增加尿酸的排泄率，使尿酸更多地通过尿液排出体外，适用于尿酸排泄减少型的痛风患者。但本身有肾结石的患者，尤其是尿酸盐结石的患者需要谨慎使用，而且在使用苯溴马隆时一定要使用碳酸氢钠等药物，以碱化尿液。此外，促进尿酸排泄的还有丙磺舒，但是其引起肾脏结石风险高，临床使用较少。

近年来，出现了一种静脉使用降尿酸药物——尿酸氧化酶，它可以直接降解尿酸，有效清除血清中的尿酸，但一般只用于尿酸突然增高，如肿瘤化疗后。关于抑制尿酸生成的药物，非布司他的有效性及安全性优于别嘌醇；关于促进尿酸排泄的药物，苯溴马隆的有效性及安全性优于丙磺舒。因此，只有在严重的高尿酸症的时候才会考虑应用尿酸氧化酶。

不是所有的高尿酸血症都需要用药治疗，很多可以通过饮食控制、作息时间调整来得到有效控制。由于20%的嘌呤来自食物，因此限制高嘌呤食物的摄入是首要，如部分海鲜、动物内脏、老火汤及火锅等；还有就是限制饮酒，不管是黄酒、啤酒，还是白酒、洋酒，能不喝酒，都尽量不要喝。另外，要限制果糖含量高的饮料的摄入，因为果糖有很强的升高尿酸的作用。目前市面上很多饮料都含有大量果糖，这也是我国很多青少年出现高尿酸血症和痛风的重要原因之一。咖啡有一定的降尿酸作用，可以适量饮用，而茶暂时未发现其对尿酸水平有影响。多吃低嘌呤食物，如脱脂的牛奶、植物类蛋白、新鲜的蔬菜及部分水果（如樱桃）等。但值得注意的是，尿酸并不是降到越低越好，一般来说维持在300微摩尔/升的水平是比较理想的。尿酸太低（小于200微摩尔/升）会导致肾脏疾病及脑卒中风险增高。除了饮食习惯，良好的生活习惯对降低尿酸也有帮助，主要包括以下五点：①多饮水，每天喝超过2000毫升，最好能够达到3000毫升；②规律适量运动（每天15分钟左右的有氧运动），可以显著降低痛风患者急性发作的概率，但需要注意的是，要避免剧烈运动及运动后关节受凉，剧烈运动和关节受凉都是诱发痛风的重要原因；③减肥，体重下降，也对降低尿酸有益；④规律饮食和作息（有研究表明，不规律饮食者的痛风发生率比规律饮食者的高1.6倍）；⑤由于吸烟（不管是主动吸烟还是被动吸二手烟）是导致痛风的危险因素，因此戒烟也很重要。

很多患者都对高尿酸血症及痛风存在误解，只有在发现血尿酸显著增高或者痛风发作时才重视。其实，高尿酸血症大多数情况下是一种和高血压、糖尿病类似的需要长期就诊的慢性疾病。高尿酸是痛风的发病基础，因此，痛风也可以看作一种慢性疾病，类似于高血压那样需要长期服用药物来改善生活质量的慢性疾病。只要坚持规律治疗，饮食控制，生活方式调整，一部分痛风患者是可以完全治愈的（完全停药，血清尿酸正常），绝大部分患者都可以有效控制病情，乃至病情完全缓解。

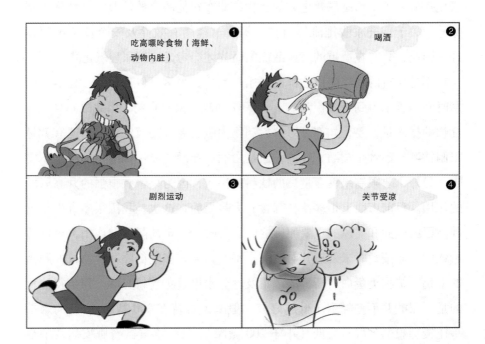

吃高嘌呤食物（海鲜、动物内脏）❶

喝酒 ❷

剧烈运动 ❸

关节受凉 ❹

天天博士小贴士

坚持饮食控制、规律治疗、适当运动，高尿酸血症和痛风是可以有效控制，乃至完全缓解的。

干燥综合征：口干舌燥、欲哭无泪也是病 》》

口渴难耐，一般想到的是天气干燥所致。但是，长期口干舌燥，夜里睡觉还能被干醒，大量补水也无济于事，甚至吃口饭都需要喝口水才能吞得下去；除了口干，有时候眼睛还干得厉害，感觉滴任何牌子的眼药水效果都不好，觉得眼睛里面有沙子，总感觉眼睛不舒服。这是什么疾病？这是因为年纪大了还是因为用眼过度了？这时，大家一定要小心一种风湿免疫病——干燥综合征（SS）。下面就和大家介绍这个疾病。

干燥综合征这一概念是由瑞典眼科医生 Henrik Sjogren 在 1933 年首次提出的。干燥综合征是一种以淋巴细胞增殖和进行性外分泌腺损伤（以唾液腺和泪腺为主）为特征，并可伴有内脏受累的慢性、系统性自身免疫性疾病。干燥综合征分为原发性干燥综合征（pSS）（不合并其他诊断明确的结缔组织病）和继发性干燥综合征（合并系统性红斑狼疮、类风湿关节炎、多发性肌炎、系统性硬化等结缔组织病）。

干燥综合征多见于女性，男女比例约为 1：9，发病高峰在 40～50 岁。原发性干燥综合征的发病机制尚未明确，目前认为其是一种在遗传、病毒感染和性激素的多重作用下发生的疾病。干燥综合征是一种风湿免疫病，异常的免疫系统主要针对的器官就是唾液腺和泪腺。当然，除了唾液腺和泪腺，还会破坏身体其他的器官和腺体。

于是，干燥综合征有什么临床症状也就好解释了。比如，破坏了唾液腺，唾液及唾液黏蛋白分泌减少，患者常常会出现不同程度的口干，主要表现为经常想喝水，吃较干的食物时需要喝水才能咽下食物，如果病情进一步加重，甚至会出现进食困难、牙齿片状脱落及多发龋齿等。因为唾液分泌减少，所以患者的唾液腺会代偿性地增生，表现为唾液腺的肿大，反复发作，一般不伴发热，但如果腺体持续增大且有结节感，就要警惕恶变的可能性。由于不分泌唾液，因此患者也可出现舌痛、舌面干裂、口腔溃疡或继发感染等症状。

除了唾液腺累及的临床症状，由于患者的泪腺分泌功能受损，因此可出现眼睛干涩、异物感、泪少等症状，严重者会痛哭无泪，出现干燥性角结膜炎、角膜新生血管、角膜上皮糜烂和溃疡形成，甚至角膜穿孔、失明。另外，分布在鼻、硬腭、气管、阴道黏膜、消化道黏膜的外分泌腺体也可受累，随着其分泌功能下降会出现相应的临床病症，如气道狭窄、萎缩性胃炎等。

除口干、眼干的症状外，部分患者还会出现系统功能的不同程度的损害，此外，少数患者可伴有发热和淋巴结肿大。其发病的病理基础为局部血管炎，多表现为双下肢过敏性紫癜样皮疹，而结节性红斑和雷诺现象较少见。患者会出现不同程度的紫癜样皮疹、关节痛、肾小管酸中毒、间质性肺炎、原发性胆汁性肝硬化、淋巴瘤等。

干燥综合征应该常规进行包括血、尿、便常规等生化方面的检验，血常规检查可发现白细胞减少或/和血小板减少，尿常规检查留意尿的 pH，注意患者是否存在肾小管酸中毒。患者通过检查肝肾功能来了解是否合并肝肾功能损害。

除了上述基本检查，还有一个很重要的血清自身抗体检查。干燥综合征患者血清中存在多种自身抗体，80% 的患者可检测到抗核抗体（ANA），其中阳性率最高的是抗 SSA 抗体，而抗 SSB 抗体是诊断干燥综合征的标记性抗体。抗 Ro52 抗体、抗着丝点抗体、抗胞衬蛋白抗体也常呈阳性。值得注意的是，70%～90% 患者类风湿因子呈阳性，因此，要注意与类风湿关节炎鉴别。

针对眼干的检查包括 Schirmer 试验、泪膜破碎时间、角膜染色等；口干的检查包括唾液流率、腮腺造影、唇腺黏膜病理等。同时，可行胸部 CT 检查来明确患者是否合并有呼吸系统损害。

1. 原发性干燥综合征医学标准判断

美国风湿病学会（ACR）和欧洲抗风湿病联盟（EULAR）学会在 2016 年制定了最新的原发性干燥综合征分类标准，其敏感性和特异性均较高，分别为 96% 和 95%。具体标准如下：

（1）纳入标准。至少有眼干或口干症状之一者，即下述指标至少 1 项为阳性：①每日感到不能忍受的眼干，持续 3 个月以上；②眼中反复沙砾感；③每日需用人工泪液 3 次或 3 次以上；④每日感到口干，持续 3 个月以上；⑤吞咽干燥食物需要频繁饮水来相助，或在欧洲抗风湿病联盟的干燥综合征疾病活动度指数（ESSDAI）问卷中出现至少 1 个系统阳性。

（2）排除标准。患者出现下列疾病，因可能有重叠的临床表现或干扰诊断试验结果，应予以排除。①头颈部放疗史；②活动性丙型肝炎病毒感染；③艾滋病；④结节病；⑤淀粉样变性；⑥移植物抗宿主病；⑦IgG4 相关性疾病。

（3）适用于任何满足上述纳入标准并除外排除标准者，且下述 5 项评分总和不低于 4 分者诊断为原发性干燥综合征：①唇腺灶性淋巴细胞浸润，且灶性指数不小于每 4 平方毫米一个灶，计 3 分；②血清抗 SSA 抗体阳性，计 3 分；③单眼角膜染色计分（OSS）不低于 5 分或 Van Bijsterveld 评分不低于 4 分，计 1 分；④单眼泪液分泌试验（Schirmer 试验）不超过 5 毫米/5 分钟，计 1 分；⑤未刺激的全唾液流率不超过 0.1 毫升/分钟（Navazesh 和 Kumar 测定法），计 1 分。常规使用胆碱能药物者应充分停药后再行上述第③、④、⑤项评估口干、眼干的检查。

2. 原发性干燥综合征自测判断

鉴于上面的诊断标准十分烦琐，专门为大家收集了一些自测指标来判断自己是否可能患有干燥综合征。

（1）口干系列。①是否感觉口干达 3 个月以上，并且喝水无法缓解？②进食干性食物时，是否一定要用水帮助才能咽下？③每晚睡后是否口干，因此醒来超过 3 次？

（2）眼干系列。①有眼干的感觉是否超过 3 个月？②在无沙眼等明显眼疾的情况下，眼部是否常有砂粒异物感？③每天必须使用滴眼液润眼，且超过 3 次？

（3）辅助系列。①是否有不明原因的关节痛？②是否反复或持续出现唾液腺（如腮腺）肿大？③近几个月或几年迅速出现龋齿或牙齿脱落？

若上述三类系列问题中有两类及以上的答案为"是"，则要怀疑患干燥综合征的可能，应及时到正规三甲医院的风湿免疫科完善相关检查，确诊这种疾病后应及早治疗。

如何治疗是患者最关心的问题。但是，很遗憾，目前尚无根治干燥综合征的方法，对大多数患者的治疗都是经验性治疗，治疗的目的主要是缓解患者的症状和阻止疾病的病情进展，从而延长患者的生存期。治疗的重点除了缓解患者口干、眼干等症状，更重要的是抑制体内的异常免疫反应。因此，干燥综合征的治疗分为3个层次：①涎液和泪液的替代治疗改善口干、眼干的症状；②增强外分泌腺的残余功能，刺激涎腺和泪腺的分泌功能；③使用免疫抑制剂抑制异常免疫反应，从源头上保护外分泌腺体和脏器功能。

首先，减轻口干、眼干等症状。应戒酒、戒烟及避免使用引起口干的药物（如阿托品等），保持口腔清洁，减少龋齿和口腔继发感染的可能；使用人工泪液滴眼以减轻角膜损伤，M3受体激动剂毛果芸香碱已成为新一代改善口眼干的药物。其次，系统性治疗。对累及腺体外的临床症状表现（如关节炎、肺间质改变、肝肾方面及神经系统等方面改变）的患者，应予以糖皮质激素、免疫抑制剂（如羟氯喹、氨甲蝶呤等）进行积极治疗。

在生活中，患者自身也可有所作为地来减轻口干眼干的症状，例如，保持室内湿度和空气新鲜，避免感冒；注意口腔卫生，防止口腔细菌繁殖，选用软毛牙刷，早晚刷牙，勤漱口，定期口腔检查；预防口唇、皮肤干裂，必要时可涂抹唇膏、凡士林、润肤剂；等等。同时，可避免进食辛辣刺激的食物及碳酸饮料。减轻眼干症状可用眼药水滴眼，睡前涂眼膏保护角膜。

对于病变仅局限于唾液腺、泪腺、皮肤黏膜等外分泌腺体的患者，本病预后良好。研究表明，原发性干燥综合征患者的总体死亡率与健康人群的相比没有增加，但是，合并腺体外受累症状的患者的致残率和死亡风险增加。对于合并内脏损害的患者，大多数患者经过恰当的治疗后病情控制良好。而进行性肺纤维化、中枢神经病变、肾功能不全和合并恶性淋巴瘤均是该病预后不良的因素。

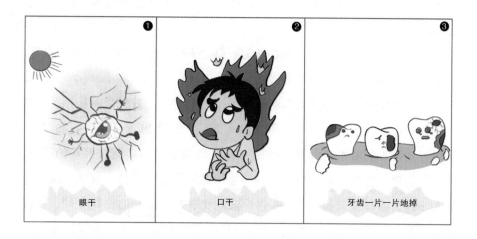

❶ 眼干   ❷ 口干   ❸ 牙齿一片一片地掉

天天博士小贴士

出现莫名其妙的口干、眼干，要小心干燥综合征。

硬皮病：风湿免疫病患者也会"变脸" ▶▶

硬皮病，也叫系统性硬化症（SSC），是一种相对少见的风湿免疫病，一般多见于女性，男女比例为 1∶（3～6），其患病率为（19～75）/10 万。其中，美国和澳大利亚的发病率较高，而欧洲和日本的发病率偏低。2011年中国台湾健康保险中心和死亡人员登记处的共同研究数据表明，台湾地区硬皮病的年发病率约为 10.9/100 万。考虑到 2013 年新的硬皮病分类标准会使该病漏诊的情况大幅度减少，因此，该病的实际发病率数据可能会更高。

系统性硬化症和很多因素有关系，如遗传、病毒感染、环境因素等。但是，其具体发病机制仍然不明确。

系统性硬化症典型皮肤病变一般经过三个时期。首先是肿胀期。一般首先在手指和脸上出现浮肿，压之没有凹陷。有些患者表现为皮肤红斑、瘙痒，并常常觉得手指肿得像香肠一样，活动不灵活。随着疾病的进展，进入硬化期。皮肤逐渐变厚、发硬，手指像被人造革裹住，皮肤不能像正常人一样很容易被"提起"，两手不能握紧拳头，脸上的皮肤变硬，使面部皮纹消失，没了表情，嘴巴也张不开。皮肤病变可以由手臂逐渐向颈部、上胸部、腹部及背部蔓延，而两条腿很少受累。最后进入萎缩期。皮肤开始萎缩，变得光滑但菲薄，紧紧贴在皮下的骨面上，关节屈曲挛缩不能伸直，还可出现皮肤溃疡。最终皮肤变硬变薄，皮纹消失，连毛发也开始脱落。这时身体其他部位的皮肤可以逐渐变软，像正常人的皮肤一样，特别是躯干和四肢的皮肤。

此外，患者皮肤变硬的地方常常有色素沉着，皮肤颜色变深，其中有些部位颜色脱失形成白斑。皮肤上面还可出现很多红色细线，是扩张的毛细血管所致。有些患者还会出现皮下钙化。本病通常是慢性进展，部分患者有自行好转的可能。

系统性硬化症往往累及多系统，患者除了表现出皮肤增厚变硬、雷诺现象（手指皮肤受到寒冷或精神刺激后出现苍白、青紫、潮红等颜色变化）等典型皮肤症状，还可出现关节痛、神经痛、不规则发热、食欲减退和体重下降等症状，累及的组织器官有：①肌肉骨骼系统器官，约半数患者有关节痛，多累及小关节，主要表现为关节活动受限、关节变形等，还可出现肌肉萎缩、肌炎、肌痛或肌无力等症状。②消化道最容易受累，占40%～75%，主要侵及食道，可有吞咽困难、烧灼感、胸骨后胀痛。累及胃肠道时则有呕吐、腹胀、腹痛、腹泻或便秘等胃肠不适的表现。③呼吸道受累约占60%，肺组织广泛纤维性变而导致呼吸困难、咳嗽、呼吸功能不全和血氧降低等表现。其中，肺动脉高压和肺间质纤维化是比较严重的并发症。④心脏受累约占30%，心包与心肌纤维性变化或萎缩可有心动过速、心律不齐、心包积液、心脏扩大、心力衰竭及心电图异常等。⑤肾脏受累导致"硬皮病肾"时，患者可发生恶性高血压，甚至导致尿毒症、死亡等。如果有以上症状，应及时就医。

对于系统性硬化症的诊断，我们参考2013年美国风湿病学会和欧洲风湿病学会制定的系统性硬化症分类标准（表5）。

表5 美国风湿病学会/欧洲抗风湿病联盟版系统性硬化症分类标准

指标	子指标	得分
双手手指皮肤增厚并延伸至邻近的掌指关节近端（充分条件）	—	9
手指皮肤增厚（只计数较高的分值）	手指肿胀	2
手指皮肤增厚（只计数较高的分值）	指端硬化（离掌指关节较远但离指间关节较近）	4
指尖病变（只计数较高的分值）	指尖溃疡	2
指尖病变（只计数较高的分值）	指尖点状瘢痕	3
毛细血管扩张	—	2
甲壁毛细血管异常	—	2
肺动脉高压和/或间质性肺疾病（最高分值2分）	肺动脉高压	2
肺动脉高压和/或间质性肺疾病（最高分值2分）	间质性肺疾病	2
雷诺现象	—	3
SSC相关的自身抗体（最高分值3分）	抗着丝点抗体	3
SSC相关的自身抗体（最高分值3分）	抗拓扑异构酶 I 抗体	3
SSC相关的自身抗体（最高分值3分）	抗 RNA 聚合酶Ⅲ	3

注：这些标准适用于任何一个考虑纳入系统性硬化症研究的患者。但该标准不适用于局限性的手指皮肤增厚的患者或临床表现能被硬皮病样疾病解释的患者（肾硬化性纤维化、硬斑病、嗜酸性粒细胞筋膜炎、糖尿病相关的硬肿病、硬化性黏液性水肿、硬化性肌痛、卟啉病、皮癣移植物抗宿主反应及糖尿病性手关节病变）。总分值由每一个分类中的最高分值相加而成，总分不低于9分的患者被分类为系统性硬化症。

那么，系统性硬化症我们该如何治疗呢？目前系统性硬化症的治疗并无所谓"特效药"，其早期的治疗目的在于阻止新的皮肤和脏器受累，而晚期的治疗目的在于改善已有的症状，保证生活质量。除了通用的生活调整，如戒烟、保暖、避免情绪激动、皮肤护理，保持心情愉快和营养均衡等外，系统性硬化症患者主要依靠药物进行治疗，治疗措施主要包括抗炎和免疫抑制治疗、血管病变的治疗及抑制纤维化治疗等。

在免疫抑制治疗方面，氨甲蝶呤可用于治疗早期弥漫性硬皮病的皮肤病变，环磷酰胺可用于治疗肺部病变，糖皮质激素也同样对多个系统的症状起到疗效。针对血管病变的治疗，主要以血管扩张剂（如硝苯地平、伊洛前列素）改善雷诺现象、指端溃疡的症状为主。抗纤维化治疗方面，目前尚无有效的抗纤维化药物，但前文提及的免疫抑制药物，如环磷酰胺、霉酚酸酯、环孢素 A、他克莫司、免疫球蛋白、利妥昔单抗、JAK-2 抑制剂等，在一些研究中也显示出对皮肤硬化有一定的改善作用。

系统性硬皮病的自然病程变化很大，很多患者的手指呈进行性硬化，屈曲挛缩而致残，最终几乎所有患者有内脏受累。发病初期已有肾脏、心和肺受累表现者，提示预后不佳。

该病预后不良因素包括弥漫性皮肤病变、肺部病变、肾受累、多系统损害、心脏受累、老年发病、贫血等。死亡危险因素包括肺纤维化、肺动脉高压、心肌疾病、肾危象、胃肠道相关疾病。

接下来讨论一下系统性硬化症是否会传染。硬皮病是一种自身免疫性疾病，此病可以引起多系统损害，面部皮肤受累导致皮肤硬化，出现所谓的"面具脸"。因此，硬皮病不是传染病，不会通过任何形式传染。

瑞士著名艺术家保罗·克里正是因硬皮病于 1940 年 6 月 29 日离世，为此，欧洲硬皮病联盟将每年的这一天定为世界硬皮病日，以此纪念保罗，同时也希望能团结国际所有硬皮病相关组织，共同努力为患者带来更好的治疗方案和人文关怀。

天天博士小贴士

皮肤越来越硬，摸起来越来越不顺滑，需要小心系统性硬化症。

多发性肌炎和皮肌炎：肌肉也会发炎吗 》》

多发性肌炎（PM）和皮肌炎（DM）是一组特发性的炎症性肌病，也属于风湿免疫病的一种。什么叫肌炎呢？顾名思义，就是肌肉出现了炎症。然而这种炎症不是感染造成的，而是因为我们机体的免疫系统异常，产生了针对自身肌肉和皮肤组织的抗体，从而出现了炎症和相应的症状。

1. 多发性肌炎和皮肌炎的症状

多发性肌炎和皮肌炎最初可有全身不适、发烧、头痛、关节痛等非特异性的表现，随着病情进展，最突出的表现是患者两侧肢体出现对称性的肌无力和肌肉耐力下降。肌无力常常从大腿开始，逐渐向上累及至骨盆、肩部和颈部等，患者会觉得肌肉疼痛、僵硬，行动不便等，在上坡、上下楼梯、穿衣服及从椅子上站起来时感到无力和困难。如果不及时治疗，肌无力会逐渐加重，病情严重时可能需要依靠轮椅，晚期还会造成肌肉萎缩。更糟糕的是，肌炎累及的不仅仅是四肢的肌肉，患者的咽喉肌、呼吸肌都有可能受累，造成说话、吞咽食物困难甚至呼吸困难，危及患者的生命。

大家是不是觉得有点可怕，开始担心自己会不会患上这种病？其实，多发性肌炎和皮肌炎是一种比较少见的疾病，虽然近年来发病率有逐渐增加的趋势，但在人群中总的发病率不算高。它的病因暂未明确，主要与自身免疫抗体的形成、病毒感染及遗传因素有关。但正因为此病少见，所以非常容易被漏诊和误诊，从而会发生前文提到的严重后果。

肌肉无力是多发性肌炎和皮肌炎共同的临床表现。那么，接下来要说的就是皮肌炎特有的现象了。皮肌炎患者的上眼睑和眼眶周围会出现一种特殊的水肿性紫红色斑，嘱患者闭眼甚至可以看到他们眼睑上有明显扩张的树枝状毛细血管，其属于光敏性皮疹，也就是说如果患者在太阳或者其他强光照射下，可能会加重皮疹。这种紫红色的斑片逐渐弥漫至前额、脸颊、耳前、脖子，并扩展到上胸部，形成一种特征性的"V"字形皮疹，扩展到肩背部，形成类似披肩形状的大片皮疹。另外，患者的手肘、膝盖、掌指关节和手指关节等部位皮肤的表面还会出现一种紫红色的隆起丘疹或斑疹，叫作Gottron征，是皮肌炎极具有特征性的皮肤表现。

虽然被称为多发性肌炎/皮肌炎，但这些病不只损伤肌肉和皮肤，间质性肺炎是多发性肌炎/皮肌炎患者在主要发病部位以外发生率最高的并发症，可出现呼吸困难、低氧血症等症状，是炎性肌病患者的重要死因之一。采用敏感性高的高分辨率CT、肺功能检查可在70%的患者中发现肺部病变。其心血管并发症主要包括充血性心力衰竭、心律失常和冠心病等。另外，患者还可能会出现易感染、消化功能差及关节痛等问题。

多发性肌炎/皮肌炎还有一种特别需要注意的并发症——肿瘤。患有多发性肌炎/皮肌炎的患者的肿瘤发生率较普通人高。多发性肌炎常并发非霍奇金淋巴瘤、肺癌及膀胱癌，皮肌炎易并发卵巢癌、肺癌、胰腺癌等。女性患者卵巢癌、乳腺癌，以及男性患者肺癌、前列腺癌的发生率均比一般人群高。

既然该病后果这么严重，那么我们怎样才能尽早察觉到患这种病的可能呢？由于多发性肌炎和皮肌炎起病比较隐匿，在数周、数月甚至多年内病情缓慢进展，因此比较难察觉。如果我们感到肩颈部位肌肉没有明显诱因地出现双侧对称性的乏力，并且症状越来越严重，甚至出现抬臂困难，还伴随自发性的轻度疼痛或者压痛，就应该警惕这种病，并应及时就医查明原因。

2. 多发性肌炎和皮肌炎的诊断

是不是当我们出现上面说的这些症状时就可以确定自己得了多发性肌炎或者皮肌炎呢？风湿免疫科医生是如何诊断多发性肌炎和皮肌炎的呢？

（1）抗体指标异常。如果患者出现了典型的症状，在给患者做血液检查时，就要重点关注以下自身抗体指标：抗氨酰基 – tRNA 合成酶抗体（主要是抗 Jo-1 抗体）、抗信号识别颗粒（SRP）抗体，以及抗 Mi-2 抗体。这些是肌炎特异性的自身抗体，在 30% ～ 40% 的患者中可以检测到。因此，如果这些抗体呈现阳性，就高度提示罹患多发性肌炎/皮肌炎了。

（2）肌酶升高。肌酶通常可以反映多发性肌炎/皮肌炎的疾病活动度，肌酶越高，疾病活动度就越高，越需要及早干预。但当疾病后期肌肉明显萎缩时，即使处于活动期，肌酶也无法升高。

（3）其他自身抗体。其他自身抗体包括抗核抗体，见于多达 80% 的多发性肌炎/皮肌炎患者；肌炎相关性自身抗体，尤其常见于患有重叠综合征的患者。

（4）血清肌红蛋白和尿肌红蛋白水平也可能出现增高。

（5）肌肉活检。除了上述临床症状、血清学检查外，要找到客观的肌肉炎症证据就必须做肌电图、肌肉活检，尤其是很少出现皮疹的多发性肌炎患者。如果没有肌电图证明患者肌肉损伤，以及肌肉活检的病理证据，我们就不能明确肌炎/皮肌炎的诊断。比如，营养障碍性肌病（如 Dysterlin 缺乏性肌营养不良、面肩肱型急营养不良）、运动神经元病、代谢性肌病、库欣综合征、甲状腺功能亢进、甲状腺功能减退及脊髓性肌肉萎缩等疾病都可以表现为肌肉乏力、肌酶增高。如果不能做到规范诊断，就容易出现误诊和漏诊。而由于在肌肉病变患者群体里，儿童、青少年先天性肌病的发病率并不低，如果误诊，将会严重影响儿童、青少年的预后并导致他们生活质量的下降。

但是，仅仅根据症状就行肌肉活检也是不妥的，因为仅对患者疼痛的部位进行定位活检的结果可能并不准确。核磁共振对早期肌组织病变很敏感，不仅可以清楚显示病变范围，提高肌电图及肌活检的阳性率，还可以发现一些抽血检查结果无异常的肌炎/皮肌炎患者，减少漏诊率。因此，先用核磁共振检查患者的肌肉情况是很有必要的。

一般来说，根据患者的临床症状、实验室检查、肌肉活检结果，就可以比较明确地诊断这种疾病。但同时，还需要排查有无并发肿瘤，并且在确诊此病之后规律地随访患者。

3. 多发性肌炎和皮肌炎的治疗

多发性肌炎/皮肌炎的主流治疗方案是激素和免疫抑制治疗。已有多项临床观察证实，对比系统性红斑狼疮，多发性肌炎和皮肌炎需要更大剂量的糖皮质激素治疗，医生应根据不同患者的临床表现、肌力恢复情况、肌酶谱变化合理调整用量。服用激素时，应于早餐后按照治疗剂量一次性全部服用，不可擅自停药或增减剂量。除了激素，免疫抑制治疗也非常重要，环磷酰胺、硫唑嘌呤、氨甲蝶呤等免疫抑制剂，在多发性皮肌炎/肌炎的治疗中仍然非常重要。另外，针灸及理疗对防止肌肉萎缩有一定的辅助效果。如果同时或者继发肺部感染，要及时进行给氧、抗菌消炎、化痰、畅通气道等治疗。但对一般老百姓朋友来说，一旦被确诊为多发性肌炎/皮肌炎，首要任务还是要积极配合风湿免疫专科医师的治疗。多发性肌炎/皮肌炎患者经过及时、积极的正规治疗，多数病情可达到临床控制、稳定的状态。若长期服用激素与免疫抑制剂，则要定期检查血、尿常规与肝肾功能等，监测药物副作用与不良反应，病情稳定后，激素需要逐渐减药。因此，患者对此病的治疗应该有充分耐心，严格遵医嘱随访。

4. 多发性肌炎和皮肌炎的预防

除了药物治疗，患者自身的生活习惯改善也是非常重要的。第一，避免疲劳，切勿过度劳累。第二，注意保暖，避免受凉、感冒。第三，急性期必须卧床休息，待病情稳定后，可以做一些主动或被动运动的康复训练来活动肌肉和关节，以防肌肉萎缩。此外，还可以适当做一些有氧运动，如慢跑、游泳、瑜伽等，防止肌肉萎缩和增强体质。已有肌肉萎缩者则可以给予按摩或其他物理治疗。第四，注意皮肤黏膜的保护，有皮疹的患者要注意避免日光照射。第五，注意营养摄入，以高蛋白、高维生素、低盐饮食为主，多食新鲜蔬菜、水果，避免油腻、辛辣、海鲜及刺激性的食物并戒烟酒，不吃或少吃芹菜、黄花菜、香菇等光敏感食物，以免增强光敏感。第六，已经出现吞咽困难的患者可以进食流质或半流质食物，防止食物呛入气道，引起吸入性肺炎。

患者要学会自己监测病情，注意自己有没有出现肌肉肿胀、疼痛、运动痛、呼吸困难、咀嚼困难、发音困难等症状。要遵医嘱用药，注意药物的不良反应，定期复查。病情处于活动期时，最好每半个月复诊 1 次，调整治疗方案，监测药物反应；病情稳定后，每 3～6 个月复查血常规、尿常规及肝肾功能等。

由于目前对多发性肌炎/皮肌炎的认识还不够充分，具体病因尚不清楚，治疗手段有限，因此，当出现肌肉无力、疼痛、皮肤损害、关节肿痛、多系统受累的表现时，要高度重视，尽早到风湿免疫科就诊。

天天博士小贴士

肌肉酸痛，四肢没有力气，走路或者拿东西都很困难，小心多发性肌炎/皮肌炎。

重叠综合征：风湿免疫病也会"叠罗汉" ≫

风湿免疫病虽然是一大类疾病，但是在早期，它们常常有许多共同的表现，如雷诺现象、关节痛、肌肉痛、食管功能障碍等，以及抗核抗体等检验指标均可阳性，这个时候因为还不够诊断为某种典型风湿免疫病，所以我们通常称之为未分化结缔组织病。部分患者维持这种重叠状态，但也可能演变为某种典型风湿免疫病。目前主要分为以下三种类型。

1. 硬皮病相关的重叠综合征

硬皮病（Scl）常与炎症性肌病、原发性胆汁性胆管炎（PBC）、滑膜炎甚至侵蚀性关节炎共存。其中，硬皮病与炎症性肌病共存情况较为常见，而这种重叠状态比单纯硬皮病导致的炎症肌病更为多见。只是很多时候，我们把这类炎症性肌病改变直接归入硬皮病的临床表现。

硬皮病与原发性胆汁性胆管炎共存的情况也不少见，因而硬皮病患者应筛查抗线粒体抗体。另外，硬皮病也可与滑膜炎共存，从而表现出类风湿因子阳性。同时，硬皮病合并侵蚀性关节炎也是存在的，此时患者血清中可检测出抗靶抗原（RA33）抗体。

2. 系统性红斑狼疮相关的重叠综合征

相较于硬皮病，系统性红斑狼疮相关的重叠没有那么常见。系统性红斑狼疮可与类风湿关节炎重叠，此时患者会出现侵蚀性关节炎，血清中检测出类风湿因子、抗 CCP 抗体阳性。除了类风湿关节炎，系统性红斑狼疮也可合并干燥综合征、硬皮病等。

3. 肌炎相关的重叠综合征

临床上，经常可以发现一些多发性肌炎患者与其他风湿免疫病之间存在相似的临床特点，且这样的重叠综合征要比单纯的多发性肌炎更常见。这些重叠综合征常和一些特异性的自身抗体有关，如抗氨酰基 – 转移核糖核酸合成酶（ARS）抗体、抗信号识别颗粒（SRP）抗体、抗转录中介因子 1-γ（TIF1-γ）抗体、抗 Jo-1 抗体、抗 U1-RNP、抗 PM-Scl、抗 Ku 抗体等。肌炎相关重叠综合征最常见的抗体是抗 Jo-1 抗体。肌炎相关重叠综合征可表现为炎症性肌炎、非侵蚀性的关节炎、发热、雷诺现象、皮损（技工手）等。抗 ARS 抗体阳性的患者往往先有间质性肺病，而后再发生肌病。因此，根据血清抗体可判断患者的预后情况，从而指导治疗，比如，抗 ARS 抗体、抗 SRP 抗体阳性的患者往往对激素治疗不敏感，而抗 U1-RNP、抗 PM-Scl、抗 Ku 抗体阳性的患者对激素治疗较敏感。这也是患者需要定期复查这些自身抗体的原因。

由于目前缺乏对照研究，如何合理治疗重叠的自身免疫病尚不明确。对其治疗的推荐仍是基于系统性红斑狼疮、多发性肌炎/皮肌炎、类风湿关节炎和系统性硬化症的传统治疗方法。重叠综合征的预后通常好于典型的自身免疫病，但是其发展难以预测，大多数患者病程相对良性，但主要器官的受累严重程度最终决定该疾病的病死率和致残率。

天天博士小贴士

有时候，风湿免疫病也会"一得就得两"，需要患者积极的配合和医生仔细的诊治。

纤维肌痛综合征：除了没人疼，全身哪儿都疼 ≫

"医生，不知怎的，我全身都不舒服，哪儿都痛，我是得了绝症吗？""大夫，全身莫名其妙地疼，老是睡不好，感觉累到无法工作了。"在门诊出诊时，遇到的这样的患者还真不少，他们大多愁眉苦脸、精神不振，诉说他们全身上下哪里都痛，可奇怪的是，抽血化验、影像检查几乎没什么异常。很多人甚至一些医生都误认为这可能是癔症、焦虑症等，但其实很有可能忽视了一种临床上并不少见，且误诊率、漏诊率均高的风湿免疫病——纤维肌痛综合征（FMS）。

纤维肌痛综合征是一种以全身广泛的肌肉骨骼疼痛为主要特征的临床综合征，常伴有疲劳、睡眠障碍，以及抑郁、焦虑等精神症状，也常伴发雷诺综合征、肠易激综合征。纤维肌痛综合征的病因与发病机制尚不明确，可能涉及中枢神经系统（CNS）、自主神经系统、神经递质、激素分泌、免疫系统、遗传、精神病等方面的因素。

纤维肌痛综合征在临床上比较常见，好发于 20 ～ 70 岁女性。一项对全球不同地区的纤维肌痛综合征流行病学回顾性研究显示：全球纤维肌痛综合征平均患病率为 2.7%，男女之比约为 1∶7。有研究表明，在我国风湿免疫科门诊就诊者中，纤维肌痛综合征患者数占门诊总病例数的 4.15%。

有人说纤维肌痛综合征患者遭受的是一种"无病呻吟的疼痛"。这种疼痛不仅程度剧烈，而且持续时间长，一般超过 3 个月。经历这种慢性、持续性的疼痛，不仅会给患者造成身体上的创伤，而且很容易导致精神心理方面的问题，他们常感到绝望、抑郁，甚至想过放弃生命。因此，要正视、重视纤维肌痛综合征这个疾病，去了解这是一种什么疾病，以帮助纤维肌痛综合征患者摆脱这种疼痛，不要让这种疾病毁掉他们本该拥有的灿烂人生。

1. 纤维肌痛综合征的临床表现

（1）全身广泛性疼痛。疼痛呈弥散性，一般很难准确定位，以颈部、肩部、脊柱和髋部最常见，多以酸痛、胀痛为主，时轻时重，休息常不能缓解，劳累、精神紧张及寒冷、阴雨天时症状会加重，疼痛部位无红肿。纤维肌痛综合征患者有全身对称分布的压痛点，在压痛点部位，患者对"按压"反应异常敏感，会出现痛苦的表情或拒压、后退等防卫性反应。已确定的 9 对（18 个）解剖位点为：枕骨下肌肉附着处；斜方肌上缘中点；第 5—7 颈椎横突间隙的前面；冈上肌起始部，肩胛棘上方近内侧缘；肱骨外上髁远端 2 厘米处；第 2 肋骨与软骨交界处；臀外上象限，臀肌前皱襞处；大粗隆后方；膝内侧脂肪垫关节折皱线的近侧。

（2）疲劳及睡眠障碍。患者常感到异常疲劳，浑身酸痛，劳动力下降，休息后无明显缓解，早晨醒后仍有明显疲惫感。患者睡眠表浅、易醒、多梦，经常失眠，躺在床上辗转反侧，不能入眠。即使睡眠时间充足，患者的精神及体力也得不到有效的恢复。

（3）神经、精神症状。患者常表现为情绪低落、内心烦躁不安，过度关注自己的病情，反复就诊于不同的医院，呈现严重的焦虑、抑郁状态。很多患者出现注意力难以集中、记忆力减退等认知障碍。有一半以上纤维肌痛综合征患者可出现偏头痛症状，同时伴有眩晕、发作性头晕及四肢麻木、刺痛、蚁走感等常见症状，但无任何神经系统异常的客观证据。

（4）关节疼痛。纤维肌痛综合征患者常诉全身多个关节疼痛，但无明显的客观体征，常伴有晨僵，活动后逐渐好转，持续时间常大于 1 小时。

（5）其他症状。约 30% 的患者可出现肠易激综合征，部分患者有虚弱、盗汗、体重下降及口干、眼干等表现，也可出现尿频、尿急、双手遇冷变紫、不宁腿综合征等症状。临床检验、检查未见明显异常，包括血常规、尿常规、肝肾功能等常规检查，以及类风湿因子、自身免疫抗体谱、血沉、免疫球蛋白等免疫方面的检查均为阴性结果。

2. 纤维肌痛综合征的诊断

当患者出现不明原因的全身多部位持续性疼痛，同时伴有躯体不适、疲劳、睡眠障碍、晨僵及焦虑、抑郁等表现，经体格检查或者相关辅助检查无明确器质性疾病时，应高度警惕纤维肌痛综合征的可能性。主要的诊断要点如下：

（1）持续 3 个月以上的全身性疼痛，即分布于躯体两侧，腰的上、下部及中轴（颈椎、前胸、胸椎或下背部）等部位的广泛性疼痛。

（2）18 个已确定的解剖位点中至少有 11 个位点存在压痛。

3. 纤维肌痛综合征的治疗

纤维肌痛综合征诊断成立后，还必须检查有无其他伴随疾病，以区分原发性或继发性纤维肌痛综合征。确诊之后，要选择合适的治疗方案。目前，对于纤维肌痛综合征的治疗以药物治疗为主，辅以非药物治疗。

（1）药物治疗。目前，应用于临床的纤维肌痛综合征治疗药物主要包括抗抑郁药、肌松类药物、第二代抗惊厥药、镇痛药、非麦角碱类选择性多巴胺、镇静药和激素七大类。到目前为止，美国食品和药物管理局批准应用于临床治疗纤维肌痛综合征的药物只有普瑞巴林、度洛西汀和米那普仑三种，应作为一线用药。目前，普遍认为糖皮质激素对治疗纤维肌痛综合征无效，不推荐使用。

（2）非药物治疗。对于初诊患者而言，非药物治疗是主要选择，如对患者进行宣教、解释病情、缓解患者的紧张、焦虑情绪等，同时还有水浴疗法、功能锻炼，如八段锦、有氧运动等。有研究表明，打太极拳对纤维肌痛综合征患者症状的改善，其效果优于有氧运动，长期坚持对症状的改善效果更为显著。

关于纤维肌痛综合征，人们常有一些误区。在当前的临床诊疗过程中，有很多人甚至一部分的医生把纤维肌痛综合征完全当作患者的"幻觉疼痛"或者"精神问题"，认为疼痛不是真实存在的。其实，有研究证实，纤维肌痛综合征为中枢神经系统相关疼痛障碍，具有明确的病理机制。神经影像学研究也验证，纤维肌痛综合征患者大脑内存在特殊改变，这种改变可能是疼痛感觉异常和全身广泛性疼痛的原因。因此，我们要更好地理解这一类患者，而不是简单地用心理疏导安抚他们。

总的来说，纤维肌痛综合征是临床上不容忽视的一类疾病。虽然该病客观存在，但是，患有这类疾病也不要过于紧张，因为它无任何内脏器官受损，在有效的治疗下，不会严重恶化或致命；同时，紧张、压力是病情持续及加重的重要诱因，需及时调整。如果出现持续时间较长的全身广泛疼痛，伴有疲劳、睡眠障碍及情感障碍等表现，就应考虑该病可能，要及时到风湿免疫科就诊。

天天博士小贴士

持续的全身性疼痛、不舒服，需要考虑纤维肌痛综合征的可能性。

白塞综合征：反复口腔溃疡也可能是患风湿免疫病 》》

几乎每个人都有过口腔溃疡，大多数人的口腔溃疡是短暂的或者偶发的，甚至是不小心自己咬伤口腔黏膜而产生的，这种口腔溃疡大多能自愈。但是，出现长期频发的口腔溃疡，尤其是每年有 3 次以上口腔溃疡，则要警惕患白塞综合征（BD）的可能。

白塞综合征是一种慢性、复杂的多系统疾病，临床表现主要有口腔溃疡、生殖器溃疡、皮肤病变，以及累及眼、神经或风湿病样表现。

白塞综合征的起源，可以追溯至公元前 5 世纪，西方医学之父希波克拉底首次描述了此疾病，后来由土耳其皮肤学家 Hulusi Behcet 于 1937 年报道了 1 例有复发性口腔溃疡、生殖器溃疡和葡萄膜炎的患者，这也是此病又称为贝赫切特病的原因。患者年龄一般为 25 ～ 40 岁，过去认为白塞综合征多见于男性，但近些年来的流行病学资料显示，男女患病比例大致相同。

目前，此病发病机制尚未清楚。可能涉及多种疾病因素，与大多数风湿免疫病类似，遗传因素、免疫因素、感染及炎症介质和凝血因子等都可能参与该疾病的发病。

据报道，一级亲属罹患白塞综合征的个体的患病风险增加。但该病的家族患者群在不同区域存在差异，与日本、中国、欧洲等国家和地区相比，韩国、以色列、土耳其和阿拉伯国家更为常见。有研究显示，人类白细胞抗原 B51（HLA-B51）与本病密切相关，HLA-B51 阳性者患病的风险相对增加，且患者的预后不良相对增加。但 HLA-B51 在白塞综合征的发病机制的作用仍需更多研究来证实。

和大多数风湿免疫病一样，免疫机制的异常在白塞综合征的发病机制中起主导作用。例如，热休克蛋白、细胞因子、中性粒细胞和巨噬细胞活性的改变及自身免疫异常均参与发病。目前，已明确在白塞综合征患者中存在针对某些免疫球蛋白的热休克蛋白。另外，细胞因子（如白介素 -1、白介素 -18、白介素 -12、白介素 -17 和肿瘤坏死因子 -α 等），也参与了发病的过程，这些炎症因子的产生可能是巨噬细胞活化的结果，它们可能是机体呈现慢性炎症的原因。除巨噬细胞活化外，中性粒细胞的激活也会导致组织损伤，发生血管炎性反应，这种血管炎性反应常见于溃疡、皮肤脓包病和结节红斑样病变中。白塞综合征患者内皮细胞功能紊乱引起内皮细胞活化，从而使这类患者的血清中一氧化氮的浓度升高，进一步导致血管炎症和血栓形成。

此外，一些研究提示，各种感染因素在白塞综合征的发病机制中发挥着一定的作用。例如，白塞综合征患者的血清中检测出抗链球菌抗体，并在患者的口腔中发现高浓度的链球菌，这可能与链球菌在口腔溃疡发挥作用相关。除了链球菌，其他细菌（如金黄色葡萄球菌、大肠埃希菌）也在白塞综合征的发病机制中起到一定的作用。另外，也有研究证明，幽门螺旋杆菌根除性治疗可降低患者疾病的严重程度。

一般认为，感染和环境因素可能参与白塞综合征发病，使有遗传易感性的个体诱发炎症反应。

1. 白塞综合征的临床症状

此病最主要的临床表现为口腔溃疡、生殖器溃疡、皮肤病变，以及累及眼、神经或风湿样症状。

（1）溃疡。白塞综合征的首发症状多为口腔溃疡，几乎100%患者均有复发性、痛性口腔溃疡（又称阿弗他溃疡），这是诊断该病的必备特征。口腔溃疡可发生在口腔的任何部位，可为单发，也可成批出现。溃疡呈圆形或椭圆形，边缘清楚，深浅不一，底部有黄色覆盖物，周围为一边缘清晰的红晕，1～3周后自行消退而不留瘢痕。典型的生殖器溃疡好发于男性的阴囊、阴茎和女性的外阴、阴道黏膜处，表现为溃疡深大，疼痛剧烈，愈合缓慢。这些溃疡的外观病变与口腔溃疡基本相似，但更易形成瘢痕，更少复发。

（2）皮肤病变。病变累及皮肤，也是白塞综合征临床表现的症状之一，但表现多种多样，包括结节性红斑样病变、坏疽、脓疱性血管炎病变、急性发热性嗜中性皮病（Sweet综合征）样病变、皮肤小血管炎，以及针刺反应。针刺反应是指使用20～21号消毒针头针刺皮肤，24～48小时后在针刺部位出现的红色脓包或丘疹。除此之外，白塞综合征患者的皮肤也会出现痤疮样病变或假性毛囊炎病变，但由于这两者常出现于寻常痤疮和毛囊炎中，因而常作为非特异性症状，并无诊断价值意义。

（3）眼部病变。据报道，83%～95%的男性患者和67%～73%的女性白塞综合征患者存在眼部受累。其临床表现多样，包括前葡萄膜炎、后葡萄膜炎、视网膜血管炎、前房积脓、继发性青光眼、白内障形成、视力下降和粘连形成等。因此，临床上，重视眼科评估和随访对预防此类患者失明至关重要。

（4）关节炎。白塞综合征患者出现关节炎概率介于40%～60%之间，但关节侵蚀罕见。可累及单关节和多关节，典型的关节炎表现为非侵蚀性、炎症性、对称性或非对称性。最常受累的关节是膝关节、腕关节、踝关节和肘关节。

（5）神经系统损害。神经系统可有多部位受累，最常见的是中枢神经系统受累，表现为脑干或椎体束综合征（神经－白塞综合征）、静脉窦血栓形成、继发于静脉窦血栓形成或无菌性脑膜炎的颅内高压、孤立性行为异常综合征及孤立性头痛。发生神经系统损害的患者多数预后不佳，脑干和脊髓病损是该病致残及死亡的主要原因之一。

（6）其他系统累及表现。白塞综合征患者可表现不同程度的胃肠道病变，从口腔到肛门的全消化道均可受累，溃疡可为单发或多发，特点与口腔溃疡、生殖器溃疡相似。溃疡多见于回盲部、升结肠、横结肠或食管。较大的溃疡可导致溃疡部位穿孔，甚至可因大出血等并发症而死亡。临床表现为腹痛、腹泻和黑便等症状。白塞综合征累及肺部损害发生率较低，但大多数患者累及肺部损害会导致病情加重。肺动脉瘤是累及肺部最常见的表现，瘤体破裂可导致出血；肺静脉血栓形成可致肺梗死；肺受累时，患者有咳嗽、咯血、胸痛、呼吸困难等表现，大量咯血可致死亡。白塞综合征肾脏受累罕见，从微小病变到增殖性肾小球肾炎和急进性新月体肾小球肾炎均可出现。白塞综合征累及心脏也比较罕见，心脏并发症包括心肌梗死、心包炎、动静脉血栓形成及动脉瘤形成。

2. 白塞综合征的诊断标准

由于白塞综合征没有特异性实验室检查，因此，临床医生必须依靠临床标准进行诊断。目前，比较公认的标准包括 O'Duffy 和 Goldstein 标准、Mason 和 Barnes 标准及一个日本研究小组标准。2008 年，一位国际工作者根据白塞综合征的各种临床表现，包括口腔溃疡、皮肤病变、针刺反应阳性、生殖器溃疡和眼睛受累等，修订了已有的白塞综合征国际诊断标准（表 6）。

表 6　修订的白塞综合征国际诊断标准

临床表现	评分
口腔溃疡	1 分
皮肤表现（假毛囊炎、皮肤溃疡）	1 分
血管病变（静脉炎、大静脉血栓形成、动脉瘤、动脉血栓形成）	1 分
针刺反应阳性	1 分
生殖器溃疡	2 分
眼部病变	2 分

注：每种表现计 1 分或 2 分，积分大于等于 3 分即可确定诊断。

值得注意的是，由于白塞综合征缺乏特异性的实验室检查指标，更多依赖于临床症状诊断，且白塞综合征的症状与部分其他疾病临床表现相似，因此，在确诊白塞综合征之前，应首先排除炎性肠病、系统性红斑狼疮、反应性关节炎和疱疹病毒感染等。在对有口腔和/或生殖器溃疡的患者进行鉴别诊断时，也要鉴别复发性阿弗他口炎和复杂性口疮病（表 7）。

表 7　O'Duffy 和 Goldstein 诊断标准

必须表现症状	以下 5 条中至少符合 2 条症状表现
复发性口腔溃疡	生殖器溃疡
	滑膜炎
	后葡萄膜炎
	皮肤脓疱性血管炎
	脑膜脑炎

注：符合以上标准要求，可诊断为白塞综合征。若只符合 2 条标准，且其中 1 条是复发性口腔溃疡，则考虑为不完全型白塞综合征。

白塞综合征累及全身多个系统，首诊病情评估应结合多学科，如请眼科会诊以确定有无隐匿性眼部受累。有关节疼痛、胃肠道症状或神经系统异常的患者需行影像学检查并请相应专科医生会诊。皮肤脓疱病变、结节红斑样病变和坏疽性脓皮病样病变需活检以确定临床诊断。

3. 白塞综合征的治疗

本病目前尚无公认的有效根治办法。多种药物可能有效，但停药后易复发，需长期维持治疗。治疗的目的在于控制现有症状，防治重要脏器损害，减缓疾病进展。治疗方案也依个人的临床表现不同而采取不同的方案。

（1）一般治疗。急性活动期应卧床休息，发作间歇期应注意预防复发，如控制口、咽部感染，避免进食刺激性食物，伴感染者可行相应的抗感染治疗。

（2）局部治疗。口腔溃疡和生殖器溃疡的患者可局部外用皮质醇或皮质类固醇气雾剂（非吸入性），眼部损害需眼科医生协助治疗。

需要全身药物治疗的患者应在风湿免疫科医生评估下，针对病情进行个体化治疗。对于系统受累者，如有眼部或/和心血管系统异常，需使用免疫抑制剂，可单用全身皮质类固醇或与硫唑嘌呤、环孢素、环磷酰胺和氨甲蝶呤等免疫抑制剂合用。眼部病变标准治疗方案应用糖皮质激素和硫唑嘌呤治疗。如果这种联合治疗无效，可用其他免疫抑制剂中的一种（如霉酚酸酯）或者多种替代硫唑嘌呤。

大多数白塞综合征患者的病程呈复发和缓解交替。很多患者先有皮肤黏膜表现，而眼和神经系统表现可在确诊后几年内才出现。白塞综合征累及多系统，应定期随访和多学科专家会诊，监测是否出现合并其他符合诊断标准的异常病变。眼部受累是最常见的致残原因，葡萄膜炎和视神经炎等可导致失明。

如果出现不明原因的反复口腔溃疡、外阴溃疡，需及时到风湿免疫科就诊，千万不能"硬扛"，更不能乱吃消炎药、"降火药"来缓解病情，这样会加重病情。

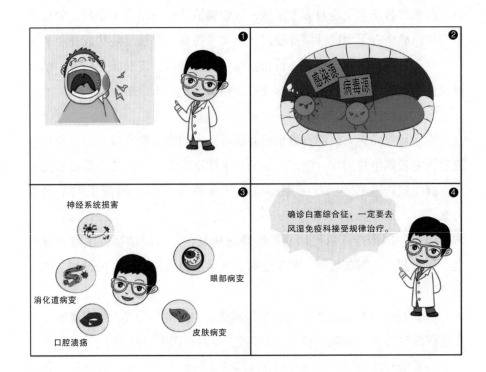

成人斯蒂尔病：风湿免疫科的疑难杂症 》》

从出生到现在，大家或多或少都有过"发烧"的经历，医学上称之为发热。引起发热的原因有很多，大家平常所遇到的感冒发热一般是由病原体引起，如病毒、细菌、真菌、支原体等，属于感染性发热；而非感染性发热也占了发热的一大部分，包括血液系统疾病、肿瘤、自身免疫疾病、理化损伤、神经源性发热及一些代谢性疾病等。在这么多的原因中，感染、肿瘤和自身免疫性疾病引起的发热最常见。

临床上，有时候也会碰到一些很棘手的病例。有一位中年女性患者，反复发热2个多月并且伴有皮疹和关节疼痛，四处求医都没查出原因，就诊的医院已经排除了感染和肿瘤的可能性，检查该患者的常见自身免疫病的相关指标，结果均是阴性，使用抗生素等药物治疗后，发热、皮疹和关节疼痛等症状没有明显好转，几经波折才转到某医院风湿免疫科。经过一番诊治后，最终诊断这位患者患成人斯蒂尔病（AOSD）。在给予非甾体抗炎药、糖皮质激素和改善病情抗风湿药治疗后，其发热、皮疹和关节痛的症状很快就得到了控制。

成人斯蒂尔病是一种病因不明，以发热、关节痛和/或关节炎、一过性皮疹，并伴有外周血白细胞总数和粒细胞增高及肝功能受损等系统受累的临床综合征。

该病原本是指系统型发病的幼年特发性关节炎，后由于相似的症状在成人中也会出现，于1971年由Eric Bywaters首次报道并且被正式命名为成人斯蒂尔病。成人斯蒂尔病的发病率为（0.16～0.40）/10万，男女发病没有显著差异，通常好发于年轻人，16～35岁年轻人多见。

成人斯蒂尔病的发病机制复杂，目前尚未完全清楚。既往认为感染因素、遗传因素和免疫因素这三大因素参与了成人斯蒂尔病的发病过程。有研究表明，许多成人斯蒂尔病患者发病前常有病毒和/或细菌感染的病史，如风疹病毒、麻疹病毒、腮腺炎病毒、肝炎病毒、空肠弯曲菌、沙眼衣原体、肺炎衣原体、伯氏疏螺旋体等。遗传因素也与成人斯蒂尔病的发病有关，有报道称成人斯蒂尔病患者有特定易感的遗传背景，其发病与HLA-

288、HLA-Bw35、HLA-B44、HLA-DR2、HLA-DR4、HLA-DR5 和 HLA-DR7 相关，其中 HLA-DR2 抗原最常见。而免疫因素（包括天然免疫和适应性免疫）也在成人斯蒂尔病的发病中起到重要作用。由于各种特定的危险信号（病原相关分子模式和损伤相关分子模式）的刺激，机体天然免疫和适应性免疫被激活，释放大量的包括白介素 -6、白介素 -8、白介素 -17、白介素 -18 和肿瘤坏死因子等在内的促炎因子，进一步导致机体炎症反应的加重。

1. 成人斯蒂尔病的症状

成人斯蒂尔病有哪些常见的症状呢？身体出现哪些症状时，需要考虑成人斯蒂尔病呢？

（1）发热。这是成人斯蒂尔病最常见，也是最早出现的症状，而且这种发热是有特点的，常突然发生并且迅速达到 39.0 摄氏度以上，可伴有畏冷、寒战等全身症状，在 1 日内可有 1～2 次高峰，通常发生在傍晚，可在退热治疗后或自行恢复正常体温。值得注意的是，发热可能是部分成人斯蒂尔病患者唯一的症状，当有不明原因发热时要考虑这个疾病。

（2）一过性皮疹。这是成人斯蒂尔病的另一个主要症状，其特征是常与发热同时出现，并且在热退后消失，典型的皮疹是红斑样或橙红色斑丘疹，也可为多形性皮疹，主要出现在躯干和四肢，较少累及面部、手掌和足底。皮疹一般不会痒，而且压上去会褪色。

（3）关节痛。几乎所有患者都会出现关节疼痛，其中90%的患者会发生关节炎，最常受累的关节为膝关节和腕关节，其次为踝、肩、肘关节，而指间关节则较少出现。在疾病的早期，累及的关节数目少，随着疾病进展可发展为多关节炎，且会出现软骨和骨的侵蚀破坏；疾病晚期可发生关节畸形、活动受限。80%以上患者会出现肌肉疼痛，部分患者还会出现肌无力和肌酶轻度升高。上述种种症状在发热时均会加重，热退后会减轻。

（4）咽痛。大多数成人斯蒂尔病患者在疾病早期会出现咽痛的症状，部分患者在整个病程中都可能有咽痛，查体可见咽部充血、咽后壁淋巴滤泡增生及扁桃体肿大，咽拭子培养阴性，使用抗生素治疗无效。与皮疹、关节肌肉痛症状类似，咽痛也是在发热时出现或加重，热退后症状减轻。

（5）成人斯蒂尔病患者可有肝脾、淋巴结肿大表现。淋巴结多为浅表淋巴结，如颈部、腋下和腹股沟淋巴结。淋巴结活检结果多为反应性增生或慢性非特异性炎症。

（6）成人斯蒂尔病患者可以并发巨噬细胞活化综合征、弥散性血管内凝血、血栓性血小板减少性紫癜、弥漫性肺泡出血、肺动脉高压、胸腔积液、心包炎或间质性肺炎、无菌性腹膜炎、急性胰腺炎等疾病，但临床少见。

（7）常见有血沉、C－反应蛋白、白细胞升高，可出现贫血和血小板增多；肝功能异常，肝酶呈轻到中度升高。部分患者也会有转氨酶异常。血清中铁蛋白水平明显升高，但糖化铁蛋白的水平下降。虽然铁蛋白的特异性较差，但超过5倍的铁蛋白升高则高度提示患成人斯蒂尔病的可能，并且可以作为评估疾病活动度的一个有效指标。

2. 成人斯蒂尔病的诊断

成人斯蒂尔病至今还没有统一公认的诊断标准，因为其临床症状与许多疾病（如肿瘤、感染性疾病、类风湿关节炎、强直性脊柱炎、系统性红斑狼疮、多发性肌炎/皮肌炎、干燥综合征等）相似，所以诊断的前提是要先排除这些疾病。目前，临床上推荐较多的是美国Cush标准和日本标准（Yamaguch标准）。

（1）美国Cush标准。必备条件：①发热不低于39.0摄氏度；②关节痛或关节炎；③类风湿因子小于1∶80；④抗核抗体小于1∶100。另需具备下列条件中的任何2项：①白细胞每升计数不少于1.5×10^{10}；②皮疹；③胸膜炎或心包炎；④肝大或脾大或淋巴结肿大。

（2）日本标准（Yamaguch标准）。主要条件：①发热不低于39.0摄氏度并持续1周以上；②关节痛持续2周以上；③典型皮疹；④白细胞每升计数不少于1.5×10^{10}。次要条件：①咽痛；②淋巴结和/或脾肿大；③肝功能异常；④类风湿因子和抗核抗体阴性。

此标准需要排除：感染性疾病、恶性肿瘤、其他风湿免疫病。符合5项或更多条件（至少含2项主要条件），可诊断为成人斯蒂尔病。

3. 成人斯蒂尔病的治疗

目前，成人斯蒂尔病还没有根治的方法，对大部分患者的治疗都是经验性的，如果能做到早期诊断、早期治疗，就可以控制患者病情、减少复发。根据 2010 年中华医学会风湿病学分会的指南推荐，急性发热炎症期患者可先单独使用非甾体抗炎药进行治疗，若病情不缓解，则加用糖皮质激素，如果病情仍不缓解，再加用改变病情抗风湿药或生物制剂。待患者病情缓解后，再按照改变病情抗风湿药、激素、非甾体抗炎药的顺序逐步停药。

（1）非甾体抗炎药。非甾体抗炎药为成人斯蒂尔病的一线治疗药物，但是，因为其应答率低（20%～30%），所以一般仅用于轻症患者或与其他药物联用。由于使用非甾体抗炎药的不良反应发生率高，主要表现为胃肠道不适、肝肾损害、血细胞减少、过敏等，因此，长期使用需要定期复查血常规和肝肾功能，合并胃肠道疾病的患者需加用抑酸剂或胃肠道黏膜保护剂以减少胃肠道副作用。

（2）糖皮质激素。一旦成人斯蒂尔病确诊，糖皮质激素就是诱导疾病缓解的首选用药。诱导有约 60% 的临床应答率，且用药后症状可较快得到缓解。糖皮质激素开始使用时剂量较高，待症状控制后可逐渐减量，然后以最小剂量进行维持治疗。需要注意的是，糖皮质激素长期使用会出现很多不良反应，如水盐代谢紊乱、糖脂肪蛋白质代谢紊乱、感染、骨质疏松、胃肠道不适等。因此，患者开始用药时要注意顿服、低盐饮食、补充维生素 D 和钙剂，监测血糖和电解质等，如果服药后有胃肠不适，要加用护胃、抑酸药物。

（3）改变病情抗风湿药。氨甲蝶呤是成人斯蒂尔病常用的改变病情抗风湿药。研究表明，氨甲蝶呤可减少糖皮质激素的使用。除了氨甲蝶呤，其他改善病情抗风湿药也是可以选择的。

（4）生物制剂。目前，国内外开展了许多针对成人斯蒂尔病生物制剂治疗的研究，对于一些难治性成人斯蒂尔病患者，生物制剂（如肿瘤坏死因子拮抗剂、白介素 - 1 抑制剂、白介素 - 6 抑制剂）可以改善疾病的症状和预后，减少药物的不良反应。

4. 成人斯蒂尔病与其他疾病的鉴别

此病需要与以下疾病相鉴别：

（1）恶性肿瘤。部分成人斯蒂尔病患者可出现淋巴结相关病变，因此，需要行淋巴结活检及骨髓穿刺以鉴别白血病、淋巴瘤、恶性组织细胞病等血液系统肿瘤。另外，随访发现部分患者有肺部和腹部肿瘤等，因此，进行胸部 X 光、腹部及妇科彩超、胸腹部 CT、肿瘤标志物、PET 等检查均是排除肿瘤的有效方法。

（2）感染性疾病。由于成人斯蒂尔病常有发热及白细胞、中性粒细胞升高，因此，要注意排除感染性疾病的可能，特别要注意与败血症、组织器官的脓肿和某些病毒感染等疾病相鉴别。

（3）其他结缔组织病。目前尚未发现成人斯蒂尔病特异性抗体，因此检查类风湿因子、抗环瓜氨酸抗体、抗核抗体谱等自身抗体有助于鉴别类风湿关节炎、系统性红斑狼疮等结缔组织病，以及监测成人斯蒂尔病是否转变为其他结缔组织病。

因为成人斯蒂尔病患者的临床表现和病程呈多样性，所以预后也各不相同。少部分患者仅出现 1 次症状，缓解后便不再发作。但大多数患者病情容易反复发作。部分患者还会演变成慢性持续性的关节炎，并伴有软骨和骨质的破坏。因此，成人斯蒂尔病患者需要坚持长期治疗和随访，根据症状随时调整用药方案，且应注意该疾病是否会转变为其他疾病，如感染、肿瘤或其他自身免疫病，从而根据患者情况更改诊疗方案。

如果有反复出现不明原因的发热并伴有关节疼痛、一过性皮疹、咽痛等症状，在排除了感染和肿瘤等常见原因后，应到风湿免疫科就诊。

天天博士小贴士

反反复复发热，找不到任何原因，如果期间还出现了关节痛、咽喉痛、全身皮疹，那就一定要小心风湿免疫病，尤其是成人斯蒂尔病。

血管炎：血管也会发炎吗 》》

血管炎是一类主要累及血管、造成慢性无菌性炎症的疾病。根据受累范围主要分为大血管炎、中血管炎及小血管炎，此外，还包括变异性血管炎。由于其临床表现复杂、异质性很强、缺乏特异性生物标志物，临床上容易误诊、漏诊。其中，大血管炎更是表现多样，特征不典型，大多数属于疑难杂症，难以诊断，易耽误病情，严重威胁患者生命健康及影响疾病预后。

血管炎的流行病学特征存在明显的地理分布差异。年龄是血管炎流行病学特征中需要考虑的一个重要因素，也存在明显的性别差异。例如，血栓闭塞性脉管炎是唯一男性发病率明显高于女性的血管炎。另外，一些类型的血管炎存在明显的种族倾向，如巨细胞动脉炎和肉芽肿性血管炎（GPA）在白种人中发病率较其他种族人群明显增加。当然，环境及职业暴露因素与血管炎的发病机制也有关。

1. 小血管炎

小血管炎是以小血管为主要受累的血管炎，包括在显微镜下多血管炎、肉芽肿性血管炎及嗜酸性肉芽肿性血管炎。临床表现往往以视力障碍、中耳炎、蛋白尿、血尿、周围神经炎为主，患者多首诊于五官科、神经内科、呼吸内科、肾脏内科等。

2. 中血管炎

中血管炎主要累及中等动脉，主要为器官动脉主干及其分支，常并发炎性动脉瘤及动脉狭窄，包括结节性多动脉炎及川崎病等。结节性多动脉炎常见小腿、前臂、躯干沿浅表动脉的结节，多质地坚硬，伴有压痛，多为红色、鲜红色等。若累及肾脏，多表现为蛋白尿、血尿，动脉瘤破裂后出血伴剧烈疼痛。川崎病则为皮肤黏膜淋巴结综合征密切相关的动脉炎，常累及冠状动脉，多见于婴幼儿。

3. 大血管炎

大血管炎主要累及大动脉，如主动脉及其主要分支的血管，病理上多为肉芽肿性动脉炎，主要分为巨细胞动脉炎（GCA）及多发性大动脉炎（TAK）。大动脉炎常表现四肢脉搏减弱或消失、无脉症及双侧血压差值增大（大于 10 毫米汞柱）。患者可见间断跛行、偏瘫。如若颈、椎动脉受累，可有晕厥、头晕、脑梗死临床表现；高血压为常见并发症，多受累于肾动脉、腹主动脉。巨细胞动脉炎常见头痛及头皮触痛，以颞部头痛、间歇性下颌运动障碍和失明为三联征。由于大血管炎的表现往往缺乏特征性诊断标准，较其他血管炎更难诊断，因此，更要引起注意和重视。Chapel Hill 共识会议对大血管炎（LVV）中巨细胞动脉炎及多发性大动脉炎进行了新的诊疗评价。

从上述的临床表现上来看，血管炎患者从头到脚、从皮肤到内脏都有可能出现病变。确诊血管炎后，患者要进行积极的激素及免疫抑制剂的治疗，病情较重的患者需要进行大剂量的激素或丙种球蛋白冲击治疗。即使经过积极的治疗，血管炎的死亡率和致残率却仍然很高。因此，对于这个疾病，早期发现、早期诊断、积极治疗是关键。

天天博士小贴士

血管炎属于风湿免疫病，不同血管炎治疗方案略有不同，本书没有和大家详细描述，但无论是哪种血管炎，都需要及时、规律地到风湿免疫科就诊。

自身免疫性肝炎：不止病毒会引起肝炎 》》》

提到肝脏方面的疾病，大家都知道有脂肪肝、病毒性肝炎、酒精肝、肝癌等。然而，在临床中，我们也常常遇到一些发病原因不详、肝功能反复异常的患者，这部分患者往往在完善相关检查，并且在排除了细菌、病毒、药物、酒精、寄生虫、代谢等因素造成的肝损害后，仍不能明确诊断，此时应高度警惕一种风湿免疫疾病——自身免疫性肝炎（AIH）。

肝脏是人体内最大的消化腺，也是体内新陈代谢的中心站。我们吃下的食物在经胃肠道吸收后都会被运送到肝脏内进行进一步分解、解毒、加工、转化，变成人体需要的营养和能量。肝脏几乎参与了所有营养物质的化学反应过程。

自身免疫性肝炎是一种针对肝细胞的自身免疫反应所介导的肝脏实质炎症，以血清自身抗体阳性、高免疫球蛋白 G 和/或 γ - 球蛋白血症、肝组织学上存在界面性肝炎为特点的疾病。该病多发于女性患者，男女比例约为 1∶4，可发生于任何年龄段。

自身免疫性肝炎是一种特殊的慢性肝炎，自身的免疫系统攻击自身的肝脏，从而导致肝脏发生炎症性坏死，并且体内出现多种自身免疫抗体。如果不及时治疗，常可导致自身免疫性肝炎患者最终发展为肝硬化、肝功能衰竭等。

1. 自身免疫性肝炎的临床表现

自身免疫性肝炎的临床表现多样，一般为慢性、隐匿起病，患者常出现一些非特异性的症状，如嗜睡、乏力、疲劳、不适、体重下降、闭经等，当病情进展成肝硬化后，可出现黄疸、腹水、肝性脑病、食管静脉曲破裂出血等；但也可急性发作，甚至引起急性肝功能衰竭。该病还常常伴有其他病变，如关节炎、结肠炎、肾炎、心肌炎、皮肌炎、干燥综合征等，这些病变在医学上统称为肝外表现。临床医生需要全方面考虑问题，根据患者各种临床表现来诊断自身免疫性肝炎。自身免疫性肝炎最主要的实验室检查是肝功能异常，转氨酶（天冬氨酸氨基转移酶和丙氨酸氨基转移酶）上升，血清免疫球蛋白升高，尤其是γ-球蛋白增高，并且多种自身免疫抗体为阳性，但肝炎病毒标志均为阴性，肝组织学检查也有相应的病理变化。

自身免疫性肝炎是一种病因复杂的肝病，而且常常与其他疾病相混淆，临床诊断首先需要排除其他疾病，包括药物性肝损伤、酒精性肝炎、感染性肝炎、遗传性代谢疾病及其他的自身免疫性疾病等，然后做相关的免疫指标和自身抗体的检测。检查的内容主要有血清免疫球蛋白，如 IgG 和γ-球蛋白、血清抗核抗体、抗平滑肌抗体等。肝组织学检查对自身免疫性肝炎的诊断和治疗同样也是非常重要的，特征性肝组织学表现包括界面性肝炎、淋巴-浆细胞浸润、肝细胞玫瑰花环样改变、淋巴细胞穿入现象和小叶中央坏死等。肝组织学结果可协助诊断、精确评价肝病分级和分期。同时，对于一些自身抗体阴性、血清 IgG 和/或γ-球蛋白水平升高不明显的患者来说，肝组织学检查可能是确诊的唯一依据，并有助于与其他肝病相鉴别。

自身免疫性肝炎治疗的总体目标是获得肝组织学缓解，防止肝硬化和肝功能衰竭的发生，延长患者的生存期和提高患者的生存质量。临床上，可行的治疗目标是获得完全生物化学指标缓解，即血清氨基转移酶（ALT/AST）和血清免疫球蛋白水平均恢复正常。

2. 自身免疫性肝炎的治疗

自身免疫性肝炎的患者应卧床休息，限制蛋白质摄入，对于有水肿、腹水的患者，还应该注意饮食中的低钠、低盐原则，限制水的出入量。自身免疫性肝炎治疗以药物治疗为主，最常用的药物是糖皮质激素和/或免疫抑制剂。自身免疫性肝炎患者需要早期使用糖皮质激素，但如果病情进展或糖皮质激素效果不佳，可考虑使用免疫抑制剂或联合免疫抑制剂治疗。所有活动性自身免疫性肝炎患者均应接受免疫抑制治疗，并可根据疾病活动度调整治疗方案和药物剂量。由于需要长期接受糖皮质激素治疗的自身免疫性肝炎患者有并发骨质疏松的风险，因此，建议患者治疗前行骨密度检测并每年监测随访，并坚持规律的体育锻炼，补充维生素 D_3 和钙剂，可适时给予骨活性制剂（如二磷酸盐）治疗。自身免疫性肝炎患者如果出现终末期肝病或急性肝功能衰竭等情况，需要考虑进行肝移植术。

通常在接受治疗后，自身免疫性肝炎患者的临床症状及指标能得到有效缓解。该类患者的预后一般较好，生存期也接近正常人群。诊断时已有肝硬化和治疗后未能获得临床缓解指标的自身免疫性肝炎患者，预后可能欠佳。合并其他系统自身免疫性疾病、肝内胆管损伤和诊断时 MELD 评分较高者与治疗应答和预后不佳相关。

自身免疫性肝炎是一种复杂并可累及多系统的疾病。虽然自身免疫性肝炎治疗主要以药物治疗为主，但是患者的自我调节也是不可或缺的。患者一定要注意休养，做到清淡饮食，不吃辛辣刺激性食品，定期体检，劳逸结合保持身心愉悦，保证充足的睡眠时间。只有心态好，身体才会慢慢地好转。

自身免疫性肝炎是风湿免疫科的常见疾病之一，大家一定要注意将其和病毒性肝炎及其他肝病区分开来。自身免疫性肝炎需要进行规律的激素免疫抑制剂治疗。待病情稳定后，才可以在医生指导下逐渐减停药物。

天天博士小贴士

除了脂肪肝、酒精肝和病毒性肝炎，大家一定要小心自身免疫性肝病这种风湿免疫病。

风湿免疫病患者如何正确接种疫苗

相信大家对于疫苗都不陌生，尤其是经历了 2020 年初的新型冠状病毒肺炎疫情后。疫苗的发现和使用，可以说是人类历史上具有里程碑式的事件之一。人类一直靠着自身的免疫力去抵抗外界的细菌、病毒、真菌及各种微生物的感染，在疫苗问世之前，一旦出现传播力强、毒力强的微生物，机体免疫力不足以抵抗微生物的入侵，人类就会饱受疾病的摧残及折磨。

威胁人类几百年的天花病毒，造成了数千万人的死亡，人类长时间面对天花病毒束手无策。牛痘疫苗出现后，天花病毒就被人类控制直至彻底消灭，这也是人类历史上第一次灭绝一个病毒。不过，在部分国家 P4 级的实验室里面，仍然保存天花病毒。在牛痘疫苗应用之后的数百年里，疫苗的相关研究不断得到发展，越来越多的疫苗被应用到临床实践中。我们国家也通过接种疫苗，实施国家免疫规划，使大多数人类传染病得到了有效的控制。

那么，风湿免疫病患者这类特殊人群应该如何接种疫苗？这类患者中的大多数需要长期使用免疫抑制剂，进而导致他们的机体免疫系统功能低下，发生细菌、病毒等微生物感染的风险也会显著增加。而接种疫苗能够有效地降低某些感染发生的风险，这对于风湿免疫病患者显得尤为重要。遗憾的是，很多患者甚至是部分医生都不太明白这类人群该如何合理接种疫苗，从而导致风湿免疫病患者的疫苗接种情况不是很理想。这类患者到底能不能接种疫苗？如何规范接种疫苗？我们参考 2019 年欧洲风湿病学会发布的"欧洲抗风湿病联盟关于疫苗接种的建议"，给大家做个总结。

风湿免疫病主要包括类风湿关节炎、幼年特发性关节炎、成人斯蒂尔病、系统性红斑狼疮、干燥综合征、抗磷脂抗体综合征、系统性硬化症、混合性结缔组织疾病、多发性肌炎/皮肌炎、抗合成酶综合征、特发性皮肌炎、包涵体肌炎、嗜酸性筋膜炎、银屑病关节炎、脊柱关节炎、风湿性多肌痛、血管炎、周期性发热综合征及家族性地中海热等。

1. 欧洲抗风湿病联盟关于疫苗接种的建议的总则

（1）应由风湿管理团队每年对风湿免疫病患者疫苗接种状态和后续接种的适应证进行评估。简单来说，就是要评估患者疾病是否稳定、既往疫苗接种情况、是否有疫苗接种过敏问题等，然后再给患者适合的疫苗接种意见。

（2）风湿管理团队向患者解释个体化疫苗接种计划，以此计划作为共享决策的基础，并由基层医生、风湿管理团队和患者联合实施此计划。也就是说，风湿免疫团队、疫苗接种医生还有患者需要充分沟通交流接种方案，让患者能够正确理解疫苗接种计划，以便于计划顺利进行。

（3）风湿免疫病患者接种疫苗应优先考虑在患者的病情静息期进行。接种疫苗最好是在病情最稳定时进行，这样相对会更安全有效。当然，在有必要的情况下，经风湿免疫团队评估后，处于活动期的患者也是可以选择接种疫苗的。

（4）疫苗接种应优先考虑在接受免疫抑制治疗尤其是 B 淋巴细胞耗竭疗法之前进行。在使用一些抗体药物后注射疫苗，是无法激活我们身体的 B 淋巴细胞，使之产生保护性抗体的，那么疫苗注射也就没有什么作用了。因此，使用 B 淋巴细胞耗竭疗法后 6 个月至下一次使用前 4 周是注射疫苗的最佳时间。

（5）接受系统性糖皮质激素和抗风湿药物治疗的风湿免疫病患者可以接种灭活疫苗。也就是说，使用传统的治疗风湿免疫病的药物的患者是可以接种灭活疫苗的。

（6）谨慎使用减毒活疫苗。因为风湿免疫病患者需要给予免疫抑制治疗，所以患者使用减毒活疫苗可能存在一定的感染风险，最好在使用免疫抑制剂治疗前注射减毒活疫苗。

2. 对具体疫苗的接种意见

（1）强烈推荐风湿免疫病患者接种流感疫苗。

（2）向大多数风湿免疫病患者强烈推荐肺炎球菌疫苗。

（3）风湿免疫病患者应遵循适用于一般人群的建议接种破伤风类毒素疫苗。B 淋巴细胞耗竭疗法患者可考虑使用被动免疫。

（4）有相应风险的风湿免疫病患者应接种甲型和乙型肝炎病毒疫苗。在特定情况下应考虑加强免疫或被动免疫。

（5）风湿免疫病的高风险患者应考虑接种带状疱疹疫苗。

（6）风湿免疫病患者通常应避免接种黄热病疫苗。

（7）风湿免疫病患者，尤其是系统性红斑狼疮患者，应遵循适用于一般人群的建议接种人乳头瘤病毒（HPV）疫苗。

（8）应鼓励有免疫能力的风湿免疫病患者遵循国家指南中的建议接种疫苗，但口服脊髓灰质炎疫苗除外。

（9）如果新生儿母亲在妊娠中晚期使用过生物制剂，那么新生儿应避免在出生后 6 个月内接种减毒活疫苗。至于具体需要接种什么疫苗及什么时候接种疫苗，应由风湿免疫科医生给出建议。

天天博士小贴士

在条件允许的情况下，风湿免疫病患者应该规律接种疫苗。但是，在接种疫苗前，需要和风湿免疫科医生进行及时的沟通。

风湿免疫病患者手术前后该如何调整药物

随着风湿免疫病学科的发展，越来越多的改善病情抗风湿药、生物制剂（如肿瘤坏死因子拮抗剂等）及小分子靶向药物（JAK 抑制剂，如托法替布等）等药物应用于临床上，使很多类风湿关节炎、强直性脊柱炎、银屑病关节炎及系统性红斑狼疮等风湿免疫病患者的生活质量得到了很大的提高。

由于诊断延迟、治疗不规范、患者不配合等各种情况，很多患者的病情往往被耽误，常规内科治疗已经无效，不得不面临各种手术问题，如强直性脊柱炎和类风湿关节炎导致的髋关节、膝关节破坏、强直、融合，系统性红斑狼疮患者由于长期使用激素导致的骨质疏松继发椎体压缩性骨折、股骨头坏死等。只有接受手术治疗，这些患者的生活质量才可得到提高。

有研究表明，在需要行髋关节或者膝关节置换手术的患者中，46% 的类风湿关节炎患者接受了生物制剂，67% 的类风湿关节炎患者接受非生物性改善病情抗风湿药，还有 25% 的类风湿关节炎患者接受糖皮质激素治疗；75% 的系统性红斑狼疮患者接受治疗免疫抑制药物，而 15% 的系统性红斑狼疮患者接受糖皮质激素治疗。上述药物都具有免疫抑制作用，如果贸然进行手术，术后感染风险会随之增加，进一步加重患者病情，影响预后。那么，在手术期间究竟该如何用药，才能够尽可能地保证患者手术顺利、术后不感染、病情稳定呢？

结合 2017 年的美国风湿病学会与美国髋膝关节外科医师协会（AAH-KS）联合制定的全髋置换术（THA）或全膝置换术（TKA）围手术期抗风湿免疫病药物使用指南，以及 2012 中国强直性脊柱炎诊断与治疗骨科专家共识，在此和大家分享一下相关用药注意事项。

以下是针对类风湿关节炎、脊柱关节炎（包括强直性脊柱炎、幼年特发性关节炎）及系统性红斑狼疮患者，在接受全髋置换术或全膝置换术择期手术时的相关建议。

1. 正在使用传统的改变病情抗风湿药的患者

继续使用当前剂量的氨甲蝶呤、来氟米特、羟氯喹和/或柳氮磺吡啶，证据等级为低－中级。也就是说，使用传统改善病情抗风湿药物是不需要停药的，整个手术周期都可以使用。

2001 年的一个小样本研究的结果表明，使用氨甲蝶呤可以降低手术后感染风险及疾病复发风险（由于证据等级较低，不作为推荐内容）。

2. 正在使用生物制剂的患者

术前应停用当前剂量的生物制剂，并计划在特定药物用药周期的末尾进行手术，证据等级为低级。

生物制剂需要在术前停药，这基本已在业界形成共识。但在停药依据上仍存在一定争议，即究竟是根据半衰期停药，还是根据用药周期停药。英国风湿病学会的指南推荐停药 3 ～ 5 个半衰期的时间，中国的强直性脊柱炎专家共识则是推荐停药 2 个半衰期以上（无菌手术）。但是，美国风湿病学会和美国髋膝关节外科医师协会考虑到剂量与感染风险相关，而血清半衰期与免疫抑制无关，因此认为用药周期可作为停药依据。

3. 接受小分子靶向药物托法替布治疗的类风湿关节炎或者幼年特发性关节炎患者

目前，小分子靶向药物托法替布尚缺乏大样本的相关研究数据。因此，在接受手术前，应至少停用托法替布 7 天，证据等级为低级。

4. 系统性红斑狼疮患者

重症的系统性红斑狼疮患者在接受手术的整个过程中，可继续使用当前剂量的氨甲蝶呤、霉酚酸酯、硫唑嘌呤或他克莫司，证据等级为低级。而非重型系统性红斑狼疮患者应在手术前 1 周停用霉酚酸酯、硫唑嘌呤、环孢素或他克莫司，证据等级为低级。

5. 使用糖皮质激素的患者

应继续使用当前剂量的糖皮质激素，而不是完全停用或在围手术期使用超生理剂量的糖皮质激素（所谓的"应急剂量"），证据等级为低级。需要注意的是，这里说的使用糖皮质激素的患者是指类风湿关节炎、系统性红斑狼疮等风湿病患者，既不是指在儿童发育阶段接受糖皮质激素治疗的患者，也不是指接受糖皮质激素治疗原发性肾上腺机能不全或原发性下丘脑疾病的患者。

此外，有研究表明，当激素（泼尼松）使用剂量超过 15 毫克/天时，会增加手术后的感染风险。因此，建议在手术前，对泼尼松的使用剂量最好控制在 20 毫克/天以下。

6. 术前停用生物制剂的患者

当发现手术伤口出现愈合的迹象（一般需要 14 天），局部无红肿或引流液流出，以及非手术部位没有感染的临床证据时，即可恢复生物制剂的治疗，证据等级为低级。

看完上面的推荐指南可以发现，几乎所有的证据（除了第一条）都是低级证据，也就是说，该推荐指南仅仅能够给我们提供一定的参考，还需要更多、更有力的证据支持我们更合理地去使用药物。

除了上述的髋关节和膝关节置换术以外，很多风湿免疫病患者还需要接受别的择期手术或者急诊手术治疗。这时，没有国际国内的指南指导，我们又该如何合理地调整患者的抗风湿药物呢？这就需要风湿免疫科医生和外科医生（尤其是骨科医生）的通力、协同合作，力求患者手术顺利，病情稳定，避免术后感染的发生。

天天博士小贴士

风湿免疫病患者在进行手术治疗前，需要风湿免疫科医生评估病情，明确是否能进行手术，然后再行手术治疗。

风湿免疫病患者该如何备孕

在门诊出诊时，经常有很多年轻患者问："何医生，我得了系统性红斑狼疮，可不可以怀孕？""何医生，我该怎么备孕？""何医生，我不小心怀孕了，这个宝宝能不能要？""何医生，我宝宝顺利出生了，我能哺乳么？"

其实，有了家庭以后，大部分女性都想当母亲。对于大多数人来说，结婚、怀孕、生子，是一件顺其自然、水到渠成的事情。但是，对于很多风湿免疫病患者来说，这个过程就相对曲折。

为什么风湿免疫病患者的生育过程相对曲折呢？首先，很多风湿免疫病会导致不孕不育、流产、早产等问题，因为风湿免疫病患者存在免疫系统异常，会产生很多针对胎盘组织成分等的自身抗体，这就使很多风湿免疫病患者本身就容易不孕不育；即使顺利怀孕，也容易出现流产或者早产的问题，比如抗磷脂抗体综合征最常见的症状就是反复习惯性流产。其次，治疗风湿免疫病需要使用到免疫抑制剂，部分免疫抑制剂可能对胎儿或者母体造成一定的影响。最后，妊娠期间，大部分风湿免疫病患者会有病情复发、反弹等问题。对于风湿免疫病患者，妊娠不能凭靠个人意愿，而需要在医生和患者甚至患者家庭充分沟通下完成，即使在顺利怀孕后，也需要定期到风湿免疫科门诊随诊。下面为大家解答一些关于妊娠的常见问题。

1. 风湿免疫病患者究竟能不能怀孕？

当然可以。只要风湿免疫病患者病情稳定，就可以像正常人一样怀孕、生子，但一定要在病情稳定的情况下进行，并且要和自己的风湿免疫科主诊医生沟通，随时根据病情调整治疗方案。

2. 风湿免疫病患者怀孕期间需要服药么？

一般来说是需要的。因为风湿免疫病是一个慢性疾病，需要规律地服用药物。另外，妊娠本身可能会导致风湿免疫病病情加重。因此，在妊娠期间不仅需要规律服用药物，还需要定期检测药物浓度。

3. 所有治疗风湿免疫病的药物都可以在妊娠期服用吗？

当然不是。目前，欧洲、美国和中国都有风湿免疫病患者妊娠期用药的推荐指南。一般来说，激素、羟氯喹是非常安全的妊娠期用药，当然，很多免疫抑制剂、生物制剂也是可以在妊娠期安全使用的。但是，一些免疫抑制剂，比如细胞毒类药物（氨甲蝶呤、环磷酰胺等），在妊娠期是绝对不能使用的。

需要再次强调的是，妊娠期、哺乳期如何使用免疫抑制剂，一定要和风湿免疫科医生充分沟通，切勿自己随意减停药物。

4. 风湿免疫病患者妊娠哺乳期需要注意什么？

（1）规律服药，保持积极乐观的心态。客观地说，绝大部分风湿免疫病患者在病情稳定后，都是可以正常妊娠产子的，因此，不需要过于担心，但一定要规律服用药物，定期检查。

（2）在准备怀孕之前，医生、患者及患者配偶需要进行充分的沟通。建议风湿免疫病患者在准备怀孕前与配偶一起与医生进行充分沟通，了解患者目前的病情，用药方案是否适合怀孕，怀孕相关风险及注意事项，等等。在充分考虑后，再由患者及配偶决定是否备孕。

（3）平时需要做好避孕工作。很多风湿免疫病患者妊娠有病情加重的风险，因此，在没有做好妊娠准备时，建议患者做好避孕工作，以免加重病情。

（4）妊娠之后，定期到妇产科及风湿免疫科随诊。患者在妊娠期间，除了定期去产科检测，也要定期去风湿免疫科就诊，及时评估病情和调整治疗方案。

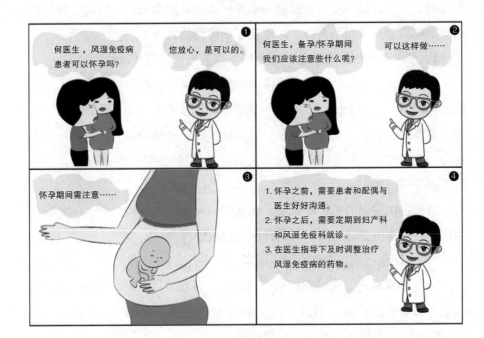

天天博士小贴士

　　风湿免疫病患者要有信心，经过规律治疗，待病情稳定后，是可以顺利怀孕生子的。